歯科医が押さえておきたい
生活習慣病 Q&A 78

【監著】**富野康日己** 医療法人社団松和会 常務理事　順天堂大学名誉教授

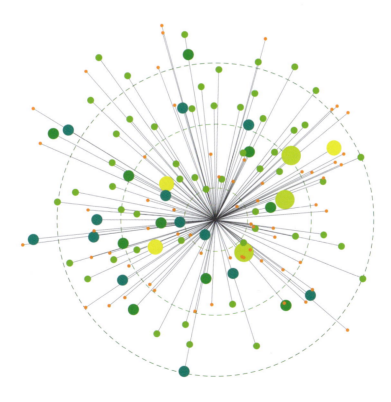

デンタルダイヤモンド社

はじめに

　偏った食事や運動不足、喫煙、過度の飲酒、さまざまなストレスなど、好ましくない生活習慣や環境が積み重なるにつれて生活習慣病のリスクが高まることは、周知されています。高血圧症や脂質異常症、糖尿病をはじめとする生活習慣病は、ほとんど自覚症状がないため、脳や心臓、血管などへのダメージを知らず知らずのうちに積み上げ、ある日突然、狭心症や心筋梗塞、脳卒中など、命にかかわる疾患を引き起こすおそれがあります。そして、生活習慣病は、日本人の2/3の死因にかかわっているともいわれています。

　歯科では、糖尿病の第6合併症として歯周病が加えられたことが、近年のトピックの一つとなっています。その他にも、歯周病と虚血性心疾患・脳梗塞・肥満など、おもに歯周病と生活習慣病の関連性を示唆する報告が国内外でみられます。したがって、外来患者さんを診察している歯科医師においても、生活習慣病に関する知識をきちんと整理し、最新の知見を把握しておくことは、たいへん重要なことだと思います。

　そこで今回、生活習慣病の疾患概念に触れたうえで、生活習慣病患者さんへの歯科治療時の注意点、ならびに歯科外来での検査データの意義・読み方、標準的対応などをポイントごとに簡潔にまとめた本書を刊行しました。本書は歯科医の知識の向上、ひいては患者さんの健康に寄与できる一冊になると思っています。しかし、記載の過不足もあると思われますので、読者の皆様の忌憚のないご意見をお願いいたします。

都庁舎を眺めつつ
富野康日己

CONTENTS

はじめに……………………………………………………………………………… 3

序章

内科医が伝えたい生活習慣病のこと……………………………………………… 8

1章　生活習慣病の基礎知識

1. 糖尿病……………………………………………………………………………… 22
2. 高血圧症…………………………………………………………………………… 32
3. 慢性腎臓病………………………………………………………………………… 46
4. 肥満………………………………………………………………………………… 65
5. 痛風………………………………………………………………………………… 81
6. 虚血性心疾患……………………………………………………………………… 90
7. 脳血管障害………………………………………………………………………… 96

2章　歯科と関連する生活習慣病アラカルト

1. 糖尿病患者の歯科治療時に注意すべき点は？………………………………… 102
2. 歯周病以外の糖尿病の合併症とは？…………………………………………… 105
3. なぜ歯周基本治療によって
　糖尿病が劇的に改善されるケースがあるのか？……………………………… 108
4. 糖尿病と味覚障害は関連があるの？…………………………………………… 111
5. 平成28年の歯科診療報酬改定に記載された「P処(糖)」とは？ ……… 114

6 なぜ高血圧症患者の歯科治療を午前中にお願いするのか？……… 117
7 血圧がコントロールされていない高血圧症患者の
   歯科治療での対処法は？……………………………………… 120
8 なぜ慢性腎臓病患者は歯周病が悪化しやすいのか？………… 123
9 慢性腎臓病患者は歯槽骨の骨量が下がりやすいのはなぜ？…… 126
10 人工透析後に観血的歯科処置を行ってもよい？……………… 129
11 「糖尿病連携手帳」とは？……………………………………… 132
12 抗血小板薬・抗凝固薬服用患者への歯科治療時の注意点は？…… 134
13 なぜ肥満が歯周病を悪化させるのか？………………………… 139
14 痛風患者の歯科治療時に注意してほしい点は？……………… 142
15 (偽)痛風および結節性(偽)痛風による顎関節炎の治療法は？ ……… 145
16 歯科治療中に患者が胸痛を訴えた場合、緊急対処法は？……… 148
17 虚血性心疾患患者の歯科治療時の注意点は？………………… 152
18 虚血性心疾患患者に抜歯などの観血的処置を行う場合の注意点は？… 155
19 脳血管障害患者の歯科治療時の注意点は？…………………… 158
20 脳血管障害患者に抜歯などの観血処置を行う場合の注意点は？……… 161
21 四肢の運動や知覚に麻痺がある場合、
   歯科診療で気をつけることは？……………………………… 164
22 おくすり手帳を有効に活用するには？………………………… 167

INDEX ……………………………………………………………… 170
おわりに …………………………………………………………… 175

序章
内科医が伝えたい生活習慣病のこと

内科医が伝えたい生活習慣病のこと

医療法人社団松和会／順天堂大学名誉教授　**富野康日己**

 健康とは？

　日ごろ、健康（Health）や不健康について、いろいろな場で語られている。超高齢社会における高齢者の最大の関心事は、健康問題である。「健康とは、病気でないとか弱いというのではなく、肉体的にも精神的にも、そして社会的にもすべてが満たされた状態にあること」と定義されている（日本WHO協会：訳）。

　ヒトは、健康、未病、病気（疾患）のいずれかの状態にある。未病は東洋医学の概念で、境界型疾患ともいう。日本未病研究学会では、「健康状態の範囲であるが、病気に著しく近い身体または心の状態を言う」と定義している。したがって、未病は健康管理、または予防医学の一分野といえる。

　病気（疾患）の原因には、遺伝や性差（ホルモン）、環境（大気汚染：微小粒子物質PM2.5）、いくつかの悪い生活習慣などが挙げられる。

　1973年、米国のブレスロー博士は、カリフォルニア州7,000人の調査から、「ブレスローの7つの健康習慣」を提示している。この健康習慣と、現在用いられている生活習慣とは、ほぼ同義語としてとらえることができる（図1）。以下、44年以上経過した現代においても十分に通用する「ブレスローの7つの健康習慣」を紹介する。

1．喫煙をしない

　タバコの煙のなかには、ニコチンやタール、一酸化炭素などが含まれているが、これらは主流煙（タバコを吸って口から入った煙）よりも、副流煙（タバコの点火部位から出る煙）に多く含まれている。ニコチンは血圧を上げ、タール（植物樹脂のヤニ）には発がん性がある。一酸化炭素の産生は酸素欠乏を引き起こし、脳の働きや運動能力の低下、血管の動脈硬化の原因となる。受動喫煙とは、副流煙と呼出煙（口からはき出した煙）を他のヒトが吸入することであり、他人に健康被害を及ぼすことになる。

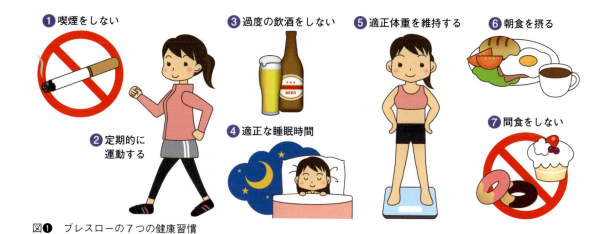

図❶　ブレスローの7つの健康習慣

したがって、喫煙は本人の健康問題のみならず、他人にも迷惑をかけることになる。

２．定期的に運動する

　適度な有酸素運動（息を止めずに酸素を取り込みながら行う運動）は、血液の循環をよくし、血圧を下げる効果がある。また、運動によって筋力の低下を防ぐことができる。普段よりも1.5倍くらいのスピード（軽く息が弾み、汗ばむ程度）で歩くことを1日30分以上（週3回、できれば毎日）行うのがよいとされている。ケガや加齢で筋力の低下がみられても、定期的に無理なく運動を開始することで、徐々に回復することが可能である。いつでもどこでも、有酸素運動を行うべきである。

　一方、無酸素運動とは、短時間（約8～40秒）に爆発的な力を発揮する激しい運動である。酸素を使わずに筋肉中の「糖（グリコーゲン）」を分解してエネルギーを生み出すもので、短距離走（ダッシュ）やウエイトトレーニング（筋肉トレーニング）などが典型的な無酸素運動である。

３．過度の飲酒をしない

　お酒の飲みすぎは、種々のがん（乳房、咽頭、喉頭、肺、食道、大腸）を発症しやすいと報告されている。若年飲酒は、脳の発達を遅らせて機能を低下させる。また、アルコール性肝障害の原因となるのをはじめ、各臓器障害を起こしやすく、性ホルモンに悪影響を及ぼすおそれがある。加えて、若年者はアルコール依存症になりやすい

といわれている。最近では、少しの飲酒でも記憶に深く関与している脳の海馬の萎縮を来すとの報告もあり、適正な飲酒量について検討する必要が出てきている。

4．適正な睡眠時間

睡眠には質と時間が大切であり、ノンレム（non-rapid eye movement：Non-REM）睡眠とレム（rapid eye movement：REM）睡眠のバランスが重要で、適正な睡眠時間は個人差もあるが、平均7時間である。ノンレム睡眠は、脳を休めて体を修復するための睡眠である。一方、レム睡眠中は、昼間に経験した出来事や学習によって得た知識などの重要な情報を、脳内で整理しながら記憶として脳に焼きつけているとされている。とくに高齢者では、深い眠りにかかわるノンレム睡眠の時間が短くなっている。

睡眠の質を悪くする原因としては、眠る直前のカフェイン（コーヒー、緑茶）やアルコールの摂取、喫煙、大量の食事、テレビ視聴、スマホでのLINEやFacebookの使用、ゲームへの熱中などである。朝、目が覚めたら日光を取り入れて（陽を浴びて）、体内時計のスイッチをオンにすることが、よい睡眠へ導くことになるとされている。

不眠症には、入眠障害や中途覚醒、早朝覚醒、熟眠障害があり、単独の場合もあれば、2つ以上が複合して現れる場合もある。不眠症は、うつ病や認知症、がんと関連が深いといわれている。

5．適正体重を維持する

肥満はなぜ健康上よくないかといえば、心臓に負担をかける、肝臓に脂肪が溜まって脂肪肝となり、肝硬変や胆石症になりやすく、さらに糖尿病になりやすい。近年、肥満と関連の深いメタボリックシンドローム（内臓脂肪症候群：後述）という概念が注目されている。

6．朝食を摂る

昨今、朝食を摂らない小・中学生が増え、成人においても同様のヒトがみられる。欠食がなぜよくないかというと、低血糖によって脳循環が悪くなり、作業や学習効率が低下するからである。つまり、空腹では勉強や作業に集中できなくなり、また冷え性の女性や脳出血患者が増えるとされている。

7．間食をしない

間食とは、毎日の規則的な食事の間に摂る補助的な食事（軽食）ことである。1日

の間食回数が増えると摂取カロリーが過剰となり、肥満や糖尿病になる危険性が高くなる。間食では、お菓子や果物などの糖質（炭水化物）を過剰に摂りすぎる傾向にある。しかし、通常の食事量を4〜6回に分けて食べる分食では、とくに大きな問題はない。食事では、糖質や蛋白質、脂質、ビタミン、ミネラル、野菜をバランスよく摂取することが勧められる。食事に時間をかけ、ゆっくりとよく噛むことが大切である。

生活習慣病とは？

　生活習慣病（lifestyle-related disease）は、糖尿病や高血圧、脂質異常症（高脂血症）、高尿酸血症など、生活習慣の乱れが発症の原因に深くかかわっていると考えられる疾患の総称である。わが国では、悪性新生物（がん）、心臓病、脳血管疾患が3大死因であるが、心臓病と脳血管疾患の基礎となる疾患として、糖尿病や高血圧、脂質異常症（高脂血症）、高尿酸血症（痛風）がある。

　生活習慣病は、新しく生まれた一つの疾患というのではなく、疾患概念である。現在、わが国のみならず、国際的にも非常に増えてきている重大な疾患群である。

　これまで加齢による発病が注目されていたため、成人病（adult disease）と呼ばれてきたが、成人に限らず生活習慣の乱れによって小児でも発症することから、生活習慣病と呼ばれるようになっている。つまり、成人だけではなく小児においても生活習慣の大きな変化によって同じような状態になっており、生活習慣の乱れによる疾患群をこう呼んでいる。

　原因として、食生活の欧米化や運動不足・自動車の普及による肥満、喫煙、過度の飲酒などが挙げられている。小児では、運動不足による肥満や筋力（運動能力）の低下が問題である。

　生活習慣の修正（是正）には、自分ではどうすることもできないもの（たとえば、加齢や性別、遺伝など）と、努力すれば改善し得るものとがある。自分ではどうすることもできないものについては、あらかじめ疾患感受性を予知し、早期に診断・治療することで改善する方策がとられている。

　努力すれば改善し得るものについては、本気で取り組むことで修正が図られている。そのなかで、簡単そうで非常に難しいものに、喫煙と肥満がある。

　喫煙は、肺や喉頭、咽頭、食道などのがんのみならず、高血圧や心臓病、脳血管疾

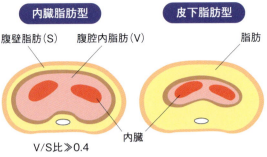

図❷　内臓脂肪型肥満と皮下脂肪型肥満

患、慢性閉塞性肺疾患（COPD）などの危険因子にもなっている。しかし、喫煙は「予防可能な最大の死因」ともいわれており、喫煙者はよく考えて禁煙すべきである。病院の禁煙外来を受診するのもよい方法である。受動喫煙についても、大きな社会的問題となっている。

　肥満は、メタボリックシンドロームと深く繋がっており、減量（理想体重の維持）が重要な課題である。肥満は、生活習慣病の本幹をなすリスク因子であり、高血圧や蛋白尿出現の危険因子でもある。したがって、日ごろの体重管理がたいへん重要である。筆者は、毎日決まった時間に体重測定を行うことで、標準体重の維持を行うことを推奨している。肥満（BMI＝体重kg÷（身長 m）^{2}：25kg/㎡以上）は、慢性腎臓病（chronic kidney disease：CKD）の予後に影響を与え、末期腎不全発症の危険因子となる。CKDの問題点の一つに、心血管疾患の併発が挙げられているが、それにも肥満が大きくかかわっている。

　肥満には、内臓脂肪型肥満と皮下脂肪型肥満がある（図2）が、前者はアルブミン尿や腎機能低下の重要な危険因子である。内臓脂肪が蓄積すると、いろいろな脂肪細胞から分泌されてさまざまな活動を促進したり、抑制したりする働きをもつ生理活性物質アディポサイトカインの分泌異常が起こる。そのため、インスリン抵抗性や血栓を起こしやすくなるとされている。アディポサイトカインのなかでも、インスリンの働きを高めたり動脈硬化を抑えたりする働きのあるアディポネクチンという物質が減少すると、糖尿病や動脈硬化が発症する可能性が高くなる。

メタボリックシンドロームとは？

　体内の脂肪は、内臓脂肪と皮下脂肪に分けられるが、その比率の測定には、腹部CT検査が優れている。

　メタボリックシンドローム（Metabolic syndrome：内臓脂肪症候群）とは、内臓脂肪の蓄積により血糖を低下させる唯一のホルモンであるインスリンの働きが低下し（インスリン抵抗性[*1]）、糖代謝異常（耐糖能異常：糖尿病予備軍、糖尿病）や脂質代謝異常（高トリグリセライド血症、低HDLコレステロール血症）、高血圧などの動脈硬化の危険因子が出現する状態をいう。メタボリックシンドロームでは、狭心症や心筋梗塞といった虚血性心疾患の危険度が増す。メタボリックシンドロームの診断基準を図3a、bに示す。その診断には、内臓脂肪の蓄積（ウエスト周囲径の増大）

図❸a　メタボリックシンドロームの診断基準
［メタボリックシンドローム診断基準検討委員会：メタボリックシンドロームの定義と診断基準．日本内科学会雑誌，94（4）：794-809，2005より引用改変］

図❸b　メタボリックシンドロームの該当者・予備軍は1,940万人と推定され、お腹（臍高）の周りが大きくて血圧が高く、血液中の脂肪・糖分が多い

＊1：インスリンの過剰な分泌により、その働きに対して体内に抵抗性ができ、インスリンの効果が出にくくなる状態である

が必須条件であり、それに脂質代謝異常、高血圧、高血糖の3項目のうち2項目以上を満たすことが必要である。メタボリックシンドロームは慢性腎臓病（CKD）の原因でもあり、メタボリックシンドロームの構成因子数が増えるほど、CKDの合併率が増加するとされている。

ロコモティブシンドロームとは？　フレイルとは？

　超高齢社会のわが国では、メタボリックシンドロームとは逆の現象、つまり異常な「やせ」や栄養障害（食欲の低下、栄養の偏り、独居での不十分な食生活）も問題になっている。

　妊婦の異常な「やせ」は、胎児の発育不全や児の将来の生活習慣病の発症にかかわっているとされている。したがって、妊婦には妊娠週数に合った適正な体重増加が望まれる。

　加齢に伴う身体機能障害も注目され、さまざまな観点から体系化がなされ、各学会や自治体レベルで多くの取り組みがなされている。

①運動器不安定症とは、高齢化によりバランス能力および移動歩行能力の低下が生じ、閉じこもりや転倒リスクが高まった状態である（日本整形外科学会）。

②ロコモティブシンドローム（locomotive syndrome）とは、運動器の障害による要介護の状態や要介護リスクの高い状態をいう。運動器不安定症よりも広い概念である（日本整形外科学会）。

③サルコペニア（sarcopenia）とは、身体的な障害や生活の質の低下、および死などの有害な転帰のリスクを伴うもので、進行性および全身性の骨格筋量・骨格筋力の低下を特徴とする症候群である。

④フレイル（frailty）とは、加齢に伴い疾患罹患や死亡リスクの高まった高齢者を示すための概念である。栄養障害、易疲労、筋力低下、歩行能力低下、活動性低下の5つで評価している。

⑤老年症候群とは、加齢とともに現れる身体的および精神的諸症状・疾患である。

⑥悪液質（cachexia）とは、疾患に起因し、脂肪の減少の有無にかかわらず、筋肉量の減少を伴う体重減少を来す複雑な代謝症候群である。がんなどの末期状態でも認められる。

内科医が歯科医に伝えたい生活習慣病のこと

①生活習慣病は、いろいろな生活習慣の乱れが関与する疾患群であることから、できることから一つでも多く修正（是正）するように指導していただきたい。

②生活習慣病の治療には、薬物療法のほかに食事療法（栄養指導）や運動療法（指導）もあるので、基本的な知識をもっていただきたい。

③生活習慣病は、一般に緩徐に進行する疾患が多い。しかし、さまざまな原因（脱水、出血、ショック、血圧低下など）によって急激に悪化することがある。

④生活習慣病が歯科疾患の原因や悪化に関与することや、歯科疾患が生活習慣病の悪化要因になることがある。たとえば、糖尿病患者ではう蝕や歯周病の合併が多くなっているといわれている。歯科疾患と認知症との関連もいわれている。したがって、歯科医には医科領域にも関心をもち、医科歯科連携をいっそう推進してもらいたいと考えている。

⑤非感染性疾患（non-Communicable Diseases：NCDs）にかかわる生活習慣のリスク因子として、喫煙や飲酒、運動、食生活がある。これらのリスク因子と口腔保健との関連性に注目することが大切である。

⑥生活習慣病の急激な悪化原因のなかに、歯科診療での原因も挙げられる。歯科診療（とくに痛み）に対する緊張・不安によって血圧が上昇することがあるため、脳心血管疾患をもつ患者には注意が必要である。また、抜歯後の血圧低下・出血や抗菌薬・非ステロイド性抗炎症薬（NSAIDs）の投与が、生活習慣病の悪化に関与することもある。

⑦現在、わが国では抗凝固薬服用患者は150万人以上、抗血小板薬服薬患者は600万人以上いるといわれている。そうした服薬状況を知らずに抜歯を行い、止血が不十分でトラブルを惹起したり、突然の休薬を指示したために脳梗塞を併発した症例もみられている。ちなみに、「循環器疾患における抗凝固・抗血小板療法に関するガイドライン」（2004年日本循環器学会）では、「抗血栓療法継続下での抜歯が"望ましい"」との見解を示している（**表1**）。

⑧抗菌薬の長期投与は、"薬剤耐性菌"の原因になり得るので、十分な注意が必要である。

表❶ 抗血小板薬・抗凝固薬の休薬期間①［日本循環器学会（編）：循環器疾患における抗凝固・抗血小板療法に関するガイドライン．2004より引用改変］

	先発医薬品名	休薬期間の目安					
		手術		消化管内視鏡			
		大手術	抜歯・白内障・小手術	観察	生検低危険手技	高危険手技単剤	高危険手技2剤併用
抗凝固作用	ワーファリン	3〜5日前に中止し、ヘパリンに置換	継続のまま可能（PT-INRが治療域を確認）	休薬不要	休薬不要で可能（PT-INRが治療域を確認）	3〜5日前に中止し、ヘパリンに置換	3〜5日前に中止し、ヘパリンに置換
	プラザキサ	CCr＞50：1日（2〜4日）30＜CCr≦50：2日（4日）	継続のまま可能（内服6〜12時間以降を推奨）	休薬不要	休薬不要で可能	1〜2日前に中止し、ヘパリンに置換	1〜2日前に中止し、ヘパリンに置換
	リクシアナ	1日以上	継続のまま可能（内服6〜12時間以降を推奨）	—	—	—	—
	イグザレルト	1日以上	継続のまま可能（内服6〜12時間以降を推奨）	—	—	—	—
	エリキュース	1日以上（2日以上）	継続のまま可能（内服6〜12時間以降を推奨）	—	—	—	—
抗血小板作用	バイアスピリン	7〜14日	継続のまま可能	休薬不要	休薬不要で可能	3〜5日休薬（休薬不要で可能）	休薬不要またはシロスタゾールに置換
	パナルジン	7〜14日	継続のまま可能	休薬不要	休薬不要で可能	5〜7日休薬（アスピリンまたはシロスタゾールに置換）	5〜7日休薬し、アスピリンまたはシロスタゾールに置換
	プラビックス	7〜14日	継続のまま可能	休薬不要	休薬不要で可能	5〜7日休薬（アスピリンまたはシロスタゾールに置換）	5〜7日休薬し、アスピリンまたはシロスタゾールに置換
	エフィエント	14日以上	—	—	—	—	—
	プレタール	3日	継続のまま可能	休薬不要	休薬不要で可能	1日休薬	アスピリンがあれば1日休薬、なければ継続も考慮
	ベルサンチン	1〜2日	継続のまま可能	休薬不要	休薬不要で可能	1日休薬	1日休薬し、アスピリンまたはシロスタゾールに置換も考慮

	高危険手技3剤併用	作用部位	作用タイプ	血中濃度半減期	作用持続時間	一般名	メーカー名	後発の有無
	3～5日前に中止し、ヘパリンに置換	血液凝固因子	可逆	55～133時間（錠剤） 102～106時間（顆粒）	3～4日	ワルファリンカリウム	エーザイ	○
	1～2日前に中止し、ヘパリンに置換	トロンビン	可逆	13.4時間	1～2日	ダビガトランエテキシラートメタンスルホン酸塩	日本ベーリンガーインゲルハイム	×
	—	血液凝固第Xa因子	可逆	4.9時間	1日	エドキサバントシル酸塩水和物	第一三共	×
	—	血液凝固第Xa因子	可逆	5.7～12.6時間	1日	リバーロキサバン	バイエル薬品	×
	—	血液凝固第Xa因子	可逆	6～8時間	1～2日	アピキサバン	ブリストル・マイヤーズスクイブ＝ファイザー	×
	休薬不要またはシロスタゾールに置換	血小板シクロオキシゲナーゼ	不可逆	0.4時間	7～10日	アスピリン	バイエル薬品	○
	5～7日休薬	血小板ADP受容体P2Y12	不可逆	1.6時間	10～14日	チクロピジン塩酸塩	サノフィ	○
	5～7日休薬	血小板ADP受容体P2Y12	不可逆	6.9時間	8～10日	クロピドグレル硫酸塩	サノフィ	○
	—	血小板ADP受容体P2Y12	不可逆	0.9時間（3.75mg、投与7日目） 4.9時間（20mg、投与1日目）	14日	プラスグレル塩酸塩	第一三共	×
	アスピリンがあれば1日休薬、なければ継続	血小板ホスホジエステラーゼ3	可逆	11～13時間	2日	シロスタゾール	大塚製薬	○
	1日休薬	血小板ホスホジエステラーゼ5	可逆	1.7時間（徐放剤3.11時間）	2日	ジピリダモール	日本ベーリンガーインゲルハイム	○

表❶　抗血小板薬・抗凝固薬の休薬期間②

先発医薬品名		休薬期間の目安					
		手術		消化管内視鏡			
		大手術	抜歯・白内障・小手術	観察	生検低危険手技	高危険手技単剤	高危険手技2剤併用
抗血小板作用	エパデール	7～10日	継続のまま可能	休薬不要	休薬不要で可能	1日休薬	1日休薬し、アスピリンまたはシロスタゾールに置換も考慮
	アンプラーグ	1～2日	継続のまま可能	休薬不要	休薬不要で可能	1日休薬	1日休薬し、アスピリンまたはシロスタゾールに置換も考慮
	ドルナー	1日	継続のまま可能	休薬不要	休薬不要で可能	1日休薬	1日休薬し、アスピリンまたはシロスタゾールに置換も考慮
	プロサイリン						
	ケアロード						
	ベラサス						
	オパルモン	1日	継続のまま可能	休薬不要	休薬不要で可能	1日休薬	1日休薬し、アスピリンまたはシロスタゾールに置換も考慮
	プロレナール						
	コンプラビン	7～14日	継続のまま可能	休薬不要	症例に応じて慎重に対応	アスピリンは3～5日、クロピドグレルは5～7日休薬（アスピリンまたはシロスタゾールに置換）	クロピドグレルは5～7日休薬し、アスピリン単独またはシロスタゾールに置換
	タケルダ	7～14日	継続のまま可能	休薬不要	休薬不要で可能	3～5日休薬（休薬不要で可能）	休薬不要またはシロスタゾールに置換

高危険手技3剤併用	作用部位	作用タイプ	血中濃度半減期	作用持続時間	一般名	メーカー名	後発の有無
1日休薬	血小板膜の構成成分	不可逆	48〜83時間	7〜10日	イコサペント酸エチル	持田製薬	○
1日休薬	血小板セロトニン5-HT2受容体	可逆	0.75時間（2.65時間）	1日	サルポグレラート塩酸塩	田辺三菱製薬	○
1日休薬	血小板プロスタサイクリン受容体	可逆	1.1時間	1日	ベラプロストナトリウム	東レ＝アステラス製薬 / 科研製薬 / 東レ＝アステラス製薬 / 科研製薬	○
1日休薬	血小板プロスタサイクリン受容体	可逆	0.51時間	1日	リマプロストアルファデクス	小野薬品工業 / 大日本住友製薬	○
クロピドグレルは5〜7日休薬し、アスピリン単独またはシロスタゾールに置換	クロピドグレル：血小板ADP受容体P2Y12 アスピリン：血小板シクロオキシゲナーゼ	不可逆	クロピドグレル：0.5時間 アスピリン：0.4時間	クロピドグレル：8〜10日 アスピリン：7〜10日	クロピドグレル硫酸塩・アスピリン	サノフィ	×
休薬不要またはシロスタゾールに置換	血小板シクロオキシゲナーゼ	不可逆	1.2時間	7〜10日	アスピリン・ランソプラゾール	武田薬品工業	×

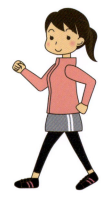

1章
生活習慣病の基礎知識

1 糖尿病

Diabetes Mellitus

症例 1

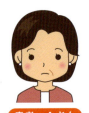

患者：Aさん
40歳、女性
会社員

歯科医：「何か病気をおもちですか？」
Aさん：「はい。糖尿病と言われ、3年前からかかりつけ医で薬を処方されています」
歯科医：「ご家族にも、糖尿病の方はいらっしゃいますか？」
Aさん：「はい。母も糖尿病で、治療中です」

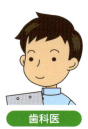

歯科医

おもな検査結果

空腹時血糖（FPG）	166mg/dL
HbA1c	7.2%
尿糖定性試験	3（+）
定量	8.80g/日
尿蛋白定性試験	（−）
血清尿素窒素（SUN）	16mg/dL
血清クレアチニン（S-Cr）	0.7mg/dL
推算糸球体濾過量（eGFR）	70.6mL/min/1.73㎡
血中1,5AG	12.0g/dL

薬剤

- グリコラン® 250mg錠：1日2回、食後、28日分

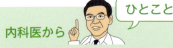

内科医から ひとこと

遺伝的素因がある2型糖尿病で、血糖コントロール不良の状態である。尿蛋白陰性・腎機能正常できらかな腎症はない。経口糖尿病薬メトホルミン塩酸塩（グリコラン®）服用中である。

Q&A 1　尿に糖が出たら糖尿病？

　ブドウ糖（グルコース）は身体にとって重要なものであり、腎糸球体から濾過された後、（近位）尿細管で再吸収されて体内に戻るようになっている。しかし、高血糖で腎尿細管での再吸収の閾値を超えてしまうと、ブドウ糖が尿中に異常に排泄されるようになる。これが、一般に糖尿病の病態である（真性糖尿病ともいわれる）。しかし、過食や上部消化管術後であれば高血糖となり、一過性に（ブドウ）糖尿がみられることがある。これに対し、血糖値は正常域であるが、腎尿細管での再吸収閾値に異常があるため、尿中にブドウ糖が異常に排泄される病態がある。これを<u>腎性糖尿（renal glucosuria）</u>という。したがって、尿に糖が出たからといってすぐに糖尿病とはいい切れない。一過性の糖尿なのか、腎性糖尿なのかの鑑別が必要である。

Q&A 2　糖尿病とは？

　糖尿病とは、膵臓で産生・分泌されて血糖を低下させる唯一のホルモンである"インスリン"の作用が低下した状態（分泌低下、インスリン作用不足）により、高血糖をはじめ、さまざまな代謝系に異常を生じる病気である。

　インスリンは、膵臓のランゲルハンス島のベータ（β）細胞から産生・分泌されるが、その量や効果が不足すると、筋肉や脂肪組織でのブドウ糖の利用が障害される。そのため、エネルギーは脂肪酸や蛋白質（アミノ酸）を利用することになる。その結果、ケトン体が産生されたり、脂質異常を生じたり、筋肉の崩壊などが起こる。このように、糖尿病とは高血糖による全身のさまざまな代謝障害である。

　つまり、何らかの原因（感染、肥満、遺伝など）によってインスリンの分泌が低下するか、分泌は正常でもその働きが低下すると、糖尿病を発症する。

Q&A 3　腎性糖尿って何？

　腎性糖尿は遺伝的疾患である。高血糖を伴わない糖尿で、排泄量は10〜100g/日と広範にわたる。しかし、妊娠中に増加することを除けば、個々の症例の排泄量はほぼ安定している。尿糖はグルコース（ブドウ糖）に限定され、ガラクトース、果糖、五炭糖、七炭糖、乳糖、ショ糖などの他の糖質は検出されない。尿糖の程度は食事摂

取にほとんど左右されないが、糖質の摂取量によっては多少変動する。一般的に、一晩絶食後を含め、すべての尿検査で尿糖を認める。糖質の貯蔵および利用は正常である。経口ブドウ糖負荷試験、血中インスリン、遊離脂肪酸、HbA1cは正常である。

Q&A 4 小児と大人の糖尿病で違いはあるの？

　糖尿病は、1型（インスリン依存型）糖尿病と2型（インスリン非依存型）糖尿病の2つに分類される。

　1型糖尿病は、小児に多く、ウイルス感染や自己免疫学的機序によって膵臓ランゲルハンス島β細胞が障害されてインスリンの分泌が低下し、そのために糖尿病を発症するものである。発症後、ランゲルハンス島細胞に対する自己抗体が形成される。1型糖尿病は、生命維持のためにインスリン注射が必要不可欠なことから、「インスリン依存型」とも呼ばれている。

　2型糖尿病は、わが国の成人（中年）で肥満体形のヒトに多いタイプで、原因はインスリン分泌量の低下やインスリン抵抗性の増大（または感受性の低下）、あるいはその両者と考えられる。2型糖尿病は「インスリン非依存型」ともいわれているが、インスリンの投与（注射）がまったく不要であるとはいい切れず、必要な場合もある。また、高血糖の糖毒性を解除するため、短期間ではあるが、インスリン投与を行うことがある。2型糖尿病では、人種差や家族内発症もみられ、遺伝的要因が強いと考えられている。冒頭の**症例1**では、母親も糖尿病である。

　肥満のヒトほど脂肪細胞でのインスリン抵抗性が増大するため、インスリンが効きにくくなる。そのため、遺伝的要因と肥満という環境的要因の両者をもち合わせたヒトほど、糖尿病を発症しやすい。

Q&A 5 糖尿病のコントロールが、うまくいっている指標は？

　糖尿病の診断は、図1aの基準に従ってなされる。血糖値は、採血した時点（空腹時、食後）での血液中のグルコース濃度を示している。症例1では、空腹時血糖（FPG）は高値であった（基準値：空腹時70〜110mg/dL、食後200mg/dL未満）。

　糖尿病のコントロールがうまくいっているか否かをみるマーカーとして、以下のような検査がある。一般には、赤血球のヘモグロビン（Hb）・血中のアルブミンとブド

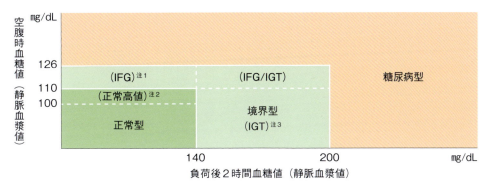

注1：IFGは空腹時血糖値110～125mg/dLで、2時間値を測定した場合には140mg/dL未満の群を示す（WHO）。ただしADAでは空腹時血糖値100～125mg/dLとして、空腹時血糖値のみで判定している

注2：空腹時血糖値が100～109mg/dLは正常域ではあるが、「正常高値」とする。この集団は糖尿病への移行やOGTT時の耐糖能障害の程度からみて多様な集団であるため、OGTTを行うことが勧められる

注3：IGTはWHOの糖尿病診断基準に取り入れられた分類で、空腹時血糖値126mg/dL未満、75gOGTT2時間値140～199mg/dLの群を示す

図❶a　空腹時血糖値および75gOGTTによる判定区分［日本糖尿病学会（編）：糖尿病治療ガイド2016-2017．東京，文光堂，2016より引用改変］

ウ糖が非酵素的（酵素の働きを介さず）に結合した状態を知るHbA1cと、糖化アルブミンが用いられている。しかし、透析療法などで貧血が高度な場合には、HbA1cは低めに出るため、糖化アルブミンが用いられている。

1．HbA1c、糖化アルブミン

　HbA1cは、過去約2ヵ月間の血糖の状態（長期間の血糖コントロールの指標：基準値4.5～6.2％）を、糖化アルブミンは過去1～2週間（比較的短期間の血糖コントロールの指標：基準値12.4～16.3％）の血糖の状態を判定できる。血糖値は測定した時点での値である。以前用いられていた尿糖は、現在コントロールの指標としては用いられていない。症例1は、糖尿病のコントロールはうまくいっていない。

2．1,5-アンヒドロ-D-グルシトール（AG）

　1,5-AGは、グルコース（ブドウ糖）に似た構造をもつポリオール（多価アルコール）で、体内に豊富に存在する。健常者では、1,5-AGは腎尿細管で99.9％が再吸収され、1日の尿排泄量と経口摂取量はほぼ均衡する。高血糖では、尿中へのグルコース排泄

（尿糖）によって再吸収が阻害され、尿中へ喪失されて血中濃度が低下する（基準値：14.0g/dL以上）。

Q&A 6 糖尿病の合併症は？

糖尿病の合併症には、細小血管症、大血管障害、感染症、脂質異常症（高脂血症）がある。大・小の血管が障害（細小血管症、大血管障害）されたり、糖尿病によって白血球のもつ殺菌能・細菌貪食能が低下したことによる感染症がある。

細小血管症として、眼症状（糖尿病網膜症）、腎症状（糖尿病性腎症）、神経の症状（糖尿病性神経障害、**症例3-a**［P.46］）がある。

大血管障害として、狭心症、心筋梗塞、四肢の壊死などがある。

Q&A 7 糖尿病治療薬の特徴と注意点は？

日本糖尿病学会から、2型糖尿病の病態に合わせた経口血糖降下薬の投与方法が示されており（**図1b**）、多くの薬剤を用いることができている。

経口血糖降下薬としては、これまでβ細胞からのインスリン分泌を促進することによって血糖値を低下させるスルホニル尿素薬（SU薬）を中心に、2型糖尿病患者に広く用いられてきた。しかし、SU薬は膵へ過剰な負荷をかけ、インスリン分泌の枯渇や低血糖を来しやすいことから、最近ではあまり使われていない。

メトホルミン（メルビン®、グリコラン®、メトグルコ®）もインスリン抵抗性を改善させることから、再評価されている。グリコラン®は、肝臓における糖新生を抑制し、肝でのインスリン感受性を改善する働きをもっている（症例1）。しかし、乳酸性アシドーシスを招くことがあるので、注意を要する。

α-グルコシダーゼ阻害薬（グルコバイ®、ベイスン®など）は、腸管で二糖類から単糖への分解を担う二糖類水解（α-グルコシダーゼ）を阻害し、糖類の消化・吸収を遅延させることによって食後の過血糖を改善する（**症例3-b**［P.47］）。服用後、薬に慣れるまではおならが出やすいため、外出時は困ることが多いとの声もみられる。

アルドース還元酵素阻害薬（キネダック®）は、アルドース還元酵素を特異的に阻害して神経内ソルビトールの蓄積を抑制することで、糖尿病性神経障害の早期に効果的である。

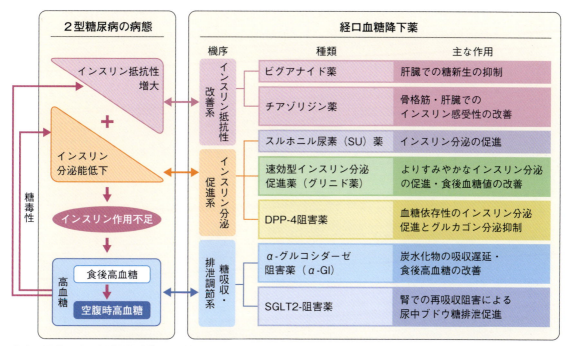

食事、運動などの生活習慣改善と1種類の薬剤の組み合わせで効果が得られない場合、2種類以上の薬剤の併用を考慮する。作用機序の異なる薬剤の組み合わせは有効と考えられるが、一部の薬剤では有効性および安全性が確立していない組み合わせもある。詳細は各薬剤の添付文書を参照のこと

図❶b　病態に合わせた経口血糖降下薬の選択［日本糖尿病学会（編）：糖尿病治療ガイド 2016-2017．東京，文光堂，2016より引用改変］

　インスリン抵抗性改善薬（アクトス®など）、DPP-4阻害薬（エクア®、オングリザ®など）、SGLT-2阻害薬（スーグラ®など）が発売され、病態に合わせた薬剤が選択できる（図1b）。

　経口血糖降下薬の投与によっても血糖のコントロールが不十分な場合には、2型糖尿病でも、体内の不足したインスリンを補う目的でインスリン注射を行う。

　糖尿病治療薬投与の患者には、低血糖に備えて砂糖（ショ糖）ではなくブドウ糖を必ず携帯してもらう。

　以上の治療により、糖尿病がよくコントロールされているか否かは、図1c（日本糖尿病学会）に示す目標に沿って判断する（**表1**）。

目標	コントロール目標値 [注4]		
	血糖正常化を目指す際の目標 [注1]	合併症予防のための目標 [注2]	治療強化が困難な際の目標 [注3]
HbA1c（％）	6.0未満	7.0未満	8.0未満

治療目標は年齢、罹病期間、臓器障害、低血糖の危険性、サポート体制などを考慮して個別に設定する

注1：適切な食事療法や運動療法だけで達成可能な場合、または薬物療法中でも低血糖などの副作用なく達成可能な場合の目標とする
注2：合併症予防の観点からHbA1cの目標値を7％未満とする。対応する血糖値としては、空腹時血糖値130mg/dL未満、食後2時間血糖値180mg/dL未満をおおよその目安とする
注3：低血糖などの副作用、その他の理由で治療の強化が難しい場合の目標とする
注4：いずれも成人に対しての目標値であり、また妊娠例は除くものとする

図❶c　血糖コントロール目標〔日本糖尿病学会（編）：糖尿病治療ガイド 2016-2017．東京，文光堂，2016より引用改変〕

Q&A 8 インスリンの適応と注意点は？

　インスリン療法には、絶対的適応と相対的適応がある。インスリン療法が不可欠でなくても、高血糖の糖毒性を解除するために短期間のインスリン療法が行われている。
　インスリンには、超速効型（ヒューマログ®〔インスリンリスプロ〔遺伝子組換え〕注射薬：超速効型〕）、速効型、混合型／二相性、中間型、持効型がある。

◆副作用

　低血糖、浮腫、アレルギー、リポジストロフィー（脂肪異栄養症：インスリン注射による脂肪組織の萎縮・退化）、使用するインスリンに対する抗インスリン抗体の産生などがある。重大な副作用は、低血糖、アナフィラキシー、ショック、血管性浮腫など。使用禁忌：低血糖症状、過敏症。

Q&A 9 最近注目され、よく使用されている糖尿病治療薬の特徴と注意点は？

1．DPP-4阻害薬の薬理作用と副作用

　DPP-4（Dipeptidyl Peptidase-4）阻害薬（インクレチン関連薬）には、血糖依存性のβ細胞からのインスリン分泌促進作用とα細胞からのグルカゴン分泌抑制作用

表❶ 糖尿病のその他のコントロール指標

1. 体重

標準体重（kg）＝身長（m）×身長（m）×22
BMI（body mass index）＝体重（kg）/身長（m）/身長（m）

BMI 22くらいが長命であり、かつ病気にかかりにくいという報告（日本、米国）がある。上記標準体重を目標にするが、BMIが22を下回っても必ずしも積極的に体重増加を図らなくてよい。
BMI 25以上を肥満とする。肥満のヒトは当面は、現体重の5％減を目指す。達成後は20歳時の体重や、個人の体重変化の経過、身体活動量などを参考に目標体重を決める。

2. 血圧

収縮期血圧　130mmHg 未満
拡張期血圧　 80mmHg 未満

血圧測定は通常坐位で5分程度安静の後に行う。糖尿病自律神経障害をもつ例では、測定の体位（臥位、坐位、立位）により血圧が異なる。立ちくらみなどの訴えのある場合は、体位による血圧の変動の有無を必ず測定する。
家庭血圧の測定は、高血圧の診断や降圧薬の効果の判断に有用である。この場合、収縮期血圧125mmHg 未満、拡張期血圧75mmHg 未満を目標とし、朝は起床後1時間以内、排尿後、坐位1～2分の安静後、降圧薬服用前、朝食前に、また夜は就床前、坐位1～2分の安静後に測定する。

3. 血清脂質

LDL コレステロール　　　　　120mg/dL 未満（冠動脈疾患がある場合100mg/dL 未満）
HDL コレステロール　　　　　 40mg/dL 以上
中性脂肪　　　　　　　　　　150mg/dL 未満（早朝空腹時）
non-HDL コレステロール[*1] 150mg/dL 未満（冠動脈疾患がある場合130mg/dL 未満）

4. 合併症を見出すための検査と指標

眼底※、尿中アルブミン、尿蛋白、クレアチニン、BUN（血中尿素窒素）、eGFR、アキレス腱反射、振動覚、血清脂質、尿酸、肝機能、血算、胸部X線、心電図、血圧（立位、臥位）など

※眼底検査は原則として眼科医に依頼すること

＊1：総コレステロール値からHDLコレステロール値を引いたもの

がある。食事摂取後腸管からインクレチンであるGLP-1（glucagon-like peptide-1）が分泌されるが、それはDPP-4によってすぐに不活性化されてしまう。DPP-4阻害薬は、その働きを阻止することで作用が発揮される薬剤である。

副作用には、低血糖や肝機能障害、便秘、下痢、血管浮腫、急性膵炎などがある。また、高齢者や中等度以上の腎機能障害を認める患者は、低血糖に注意が必要である。

2. SGLT-2阻害薬の薬理作用と副作用

SGLT（Na-D-gluocose cotransporter）には、グルコースに高親和性で輸送能の低いSGLT-1と低親和性で輸送能の高いSGLT-2があり、後者の発現は腎に特異的である。

腎においてSGLT-1は近位尿細管のS3領域に、SGLT-2はS1領域に発現している。糸球体で濾過されたグルコースをS1領域でSGLT-2によって大部分（90％程度）を再吸収した後、S3領域で高親和性のSGLT-1によって残りを完全に再吸収するとされている（図1 d）。最近上市されたSGLT-2阻害薬には、腎での再吸収阻害による尿中ブドウ糖排泄促進作用がある。

副作用には、低血糖や肝機能障害、便秘、下痢、血管浮腫、急性膵炎などがある［富野康日己（監）：内科外来処方navi．中外医学社，東京，2015：134-140］。

Q&A 10 低血糖症状が出たときの処置は？

低血糖

インスリン治療や経口血糖降下薬投与を受けているヒトが、食事を抜いたり激しい運動をしたりすると、薬が効きすぎて血糖が低下しすぎる状態である。

◆低血糖症状

血糖値70mg/dL以下では、異常な空腹感、動悸・震えなどの症状が出て、50mg/dL以下では中枢神経の働きの低下症状（無気力、倦怠感、計算力低下、冷や汗、顔面蒼白など）、30mg/dL以下では意識消失や異常行動、痙攣、昏睡がみられる。

インスリン治療中の患者には、歯科治療中・後の低血糖に注意が必要である。

◆低血糖への処置

意識がない場合

50％ブドウ糖の静脈注射 20〜50mL、緊急療法としてグルカゴン[*2] 1IU

[*2]：膵臓ランゲルハンス島α細胞から合成・分泌されるペプチドホルモン。血糖上昇作用がある

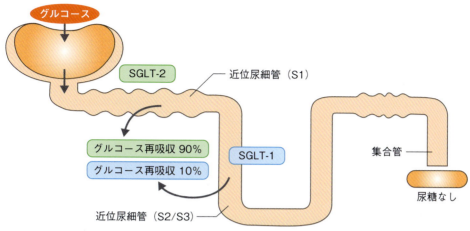

図❶d 腎近位尿細管におけるSGLT1・SGLT2によるグルコース再吸収の比較（Chao EC, et al.: Nat Rev Drug Discov. 9: 551-9, 2010. Lee YJ, et al.: Kidney Int. 72: S27-S35, 2007. Abdul-Ghani MA, et al.: Endocr Pract. 14: 782-790, 2008より引用改変）

(USP)、筋注

意識がある場合

20％ブドウ糖の静脈注射 20〜50mL、速効性糖質食品（グルコース）経口投与

Q&A 11 耐糖能異常は、糖尿病なの？

糖尿病と糖代謝正常との境界を示す場合（糖尿病型にも正常型にも属さない場合）を耐糖能異常（IGT、いわゆる糖尿病境界型）という（図1a）。この時期での患者や健診受診者への説明が、糖尿病の発症を予防するうえでたいへん重要である。

2 高血圧症

Hypertension

症例2

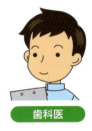

患者：Bさん
60歳、男性

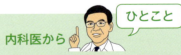

歯科医

歯科医：「何か病気をおもちですか？」
Bさん：「はい。35歳のころから太り始め、最近はかかりつけ医で高血圧の治療中で、腎臓の働きが悪いと言われています。高血圧性腎硬化症だったかな？　見てのとおり、肥満で……」
歯科医：「ご家族に、高血圧の方はいらっしゃいますか？」
Bさん：「はい。父も高血圧でした」
歯科医：「でしたとは、他界されたのですか？」
Bさん：「はい。脳卒中で、62歳で亡くなりました」

現在の状態
身長：170cm、体重：82kg、血圧：138/82mmHg
＊標準体重：63.6kg

おもな検査結果（数年前の内科受診時）

血圧	168/108mmHg
尿蛋白定性試験	（+）
尿蛋白定量	0.8g/gCr
血清尿素窒素（SUN）	24mg/dL
血清クレアチニン（S-Cr）	1.2mg/dL
推算糸球体濾過量（eGFR）	49.1mL/min/1.73㎡

薬剤
- タナトリル® 5mg錠：1日1回、食後、28日分

内科医から　ひとこと

数年前から高血圧で、かかりつけ医にて加療しているが、徐々に蛋白尿と腎機能低下が出現した。ACE阻害薬（タナトリル®）服用中で、血圧は低下し安定している。

Q&A 1 血圧はなぜ上がるの？ 診断はどうする？

　血圧は、心拍出量と末梢血管抵抗の積（血圧＝心拍出量×末梢血管抵抗）として表現される。そのため、血圧は心拍出量の増加、または末梢血管抵抗の上昇、あるいはそれら両者により上昇する。

　実際には、心拍出量と末梢血管抵抗を調節する多くの因子が、加齢や罹病期間などと複雑に関連し合いながら、高血圧の発症と維持に関与していると考えられる。

　心拍出量には、塩分（食塩）過剰摂取による循環血液量の増加が、末梢血管抵抗の上昇には脂質異常症・動脈硬化による血管の弾力性の低下がかかわっている（図2a）。そこに、交感神経系がかかわっている（緊張、興奮など）。

　新しい判定基準では、初診後と2回以上の来院時にそれぞれ2回以上測定した平均値について、収縮期血圧が140mmHg以上、かつ／または拡張期血圧が90mmHg以上の場合を高血圧と診断している。収縮期血圧が130mmHg未満、かつ拡張期血圧が85mmHg未満の場合を正常血圧、そしてその中間の値の場合を正常高値血圧としている（表2a）。わが国の高血圧患者数は、約4,300万人と推定されている。

Q&A 2 医師や看護師が測定すると血圧が高いのは、白衣高血圧？

　白衣高血圧（white coat hypertension）とは、診察室血圧が収縮期血圧140mmHgかつ／または拡張期血圧90mmHg以上で、家庭血圧が収縮期血圧135mmHg未満かつ

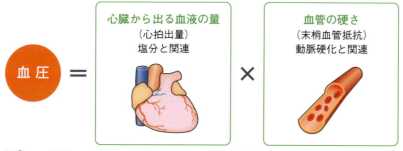

図❷a　血圧とは、心臓から送り出された血液が血管の壁に与える圧力のこと。心臓から出る血液の量と血管の硬さ、そして自律神経系（交感神経・副交感神経）がかかわっている

表❷a　血圧の分類（日本高血圧学会高血圧治療ガイドライン2014年版より引用改変）

	分類	収縮期血圧		拡張期血圧
正常域血圧	至適血圧	<120	かつ	<80
	正常血圧	120〜129	かつ／または	80〜84
	正常高値血圧	130〜139	かつ／または	85〜89
高血圧	Ⅰ度高血圧	140〜159	かつ／または	90〜99
	Ⅱ度高血圧	160〜179	かつ／または	100〜109
	Ⅲ度高血圧	≧180	かつ／または	≧110
	（孤立性）収縮期高血圧	≧140	かつ	≧90

収縮期血圧と拡張期血圧が異なる分類に属する場合は、高いほうの分類に組み入れる

拡張期血圧85mmHg 未満、あるいは24時間自由行動下血圧値（ABPM）での24時間平均血圧が収縮期血圧130mmHg 未満かつ拡張期血圧80mmHg 未満である場合をいう（図2b）。

　白衣高血圧は高血圧患者の15〜30％にみられ、高齢者ではその頻度が増加するといわれている。医師や看護師などの医療スタッフに会うと、緊張するせいか血圧が高値を示す。白衣高血圧は、将来高血圧と糖尿病に移行するリスクが高いといわれている。

Q&A 3　診察室で測定する血圧は正常ですが、自宅では血圧が高いです。仮面高血圧ですか？

　仮面高血圧（masked hypertension）とは、診察室血圧の平均が収縮期血圧140mmHg 未満かつ拡張期血圧90mmHg 未満で、家庭血圧測定が収縮期血圧135mmHg 以上かつ／または拡張期血圧85mmHg 以上あるいは ABPM での24時間平均血圧が収縮期血圧130mmHg 以上かつ／または拡張期血圧80mmHg 以上である場合をいう（図2c）。

　仮面高血圧には早朝高血圧（早朝血圧135/85mmHg 以上）、夜間高血圧（夜間血圧120/70mmHg 以上）、昼間高血圧（昼間血圧135/85mmHg 以上）が含まれる。仮面高血圧は正常域血圧の10〜15％にみられるといわれている。血圧140/90mmHg 未満にコントロールされている降圧治療中の高血圧患者の約30％にみられるとされている。

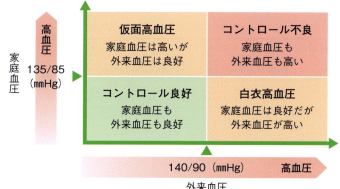

家庭血圧：市販されている家庭用血圧計を用いて自分で測定した血圧
外来血圧：病（医）院の外来受診をしたとき医師（看護師）が測定した血圧

図❷b　家庭血圧と外来血圧の関係。自宅で血圧測定を習慣づけ、家庭血圧がコントロール良好群に入らず、血圧が135/85mmHgを超えた場合は、医師に相談する

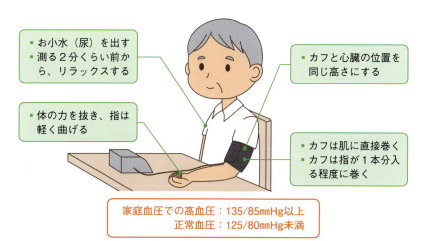

図❷c　家庭での正しい血圧測定法。上腕にカフを巻くタイプの血圧計を使用し、朝と晩の2回、決めた時間に測る。血圧が安定するまで2〜3回測り、平均値または最低値を記録する。少しでも血圧が高い場合は、自分の血圧値の記録をもって医師に相談する

Q&A 4　高血圧は、なぜ怖い？

　至適血圧（収縮期血圧120mmHg 未満かつ拡張期血圧80mmHg 未満）を超えて血圧が高くなるほど、心血管疾患や脳卒中、心筋梗塞、慢性腎臓病（CKD）などの罹患リスクおよび死亡リスクが高くなるといわれている。わが国における高血圧に起因する死亡者数は年間約10万人と推定され、喫煙に次いで多い。心血管疾患死亡の約50％、脳卒中罹患の50％以上が、至適血圧を超える血圧高値に起因するものと推定される。

　血圧指標のなかでは、収縮期血圧が心血管疾患リスクをより強く予測し得る。また、その他の危険因子の合併により、心血管疾患リスクはさらに高くなる。

　高血圧は、"静かなる殺し屋（サイレントキラー）"といわれ、多くの標的臓器（脳、眼球、心臓、大血管、腎臓など）に悪い影響を及ぼしている。脳血管障害（脳出血、脳梗塞など）や狭心症、心筋梗塞、腎硬化症（腎不全）、大血管の壊疽などを引き起こすことが知られている（図２ｄ）。

Q&A 5　高血圧には、本態性と二次性があるの？

　高血圧は、原因があきらかでない本態性高血圧症（essential hypertension）と原因があきらかな二次性高血圧症（secondary hypertension）に分けられる。高血圧患者では、二次性高血圧症の可能性が高いため、詳細な病歴聴取と診察、適切な検査が必要である。

　本態性高血圧症の診断は二次性高血圧症を除外することによってなされるが、遺伝性要因や生活習慣などが関与していると考えられる。

　二次性高血圧症の可能性は、すべての高血圧患者の診療において念頭におくべきであり、示唆する所見を見逃さずに適切な検査を施行することが重要である（表２ｂ）。

Q&A 6　二次性高血圧症には、どんな原因があるの？

　二次性高血圧症は、その原因によって腎性高血圧症、内分泌性高血圧症、心血管性高血圧症、神経性高血圧症などに分けられる。つまり、ある特定の原因による高血圧を二次性高血圧といい、原因を特定できない本態性高血圧とは病態も治療方針も大き

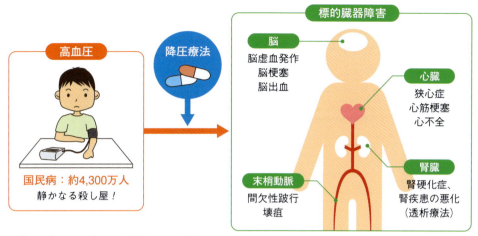

図❷d 高血圧は多くの標的臓器に悪影響を及ぼす

表❷b 二次性高血圧症を疑うとき

- 若年発症、とくに家族歴がない
- 急性発症高血圧
- それまで良好だった血圧の管理が難しくなった
- 60歳を超えてから発症した高血圧、とくに拡張期高血圧
- 悪性高血圧
- 低カリウム（K）血症や尿所見異常を伴う
- 血圧値に比べ臓器障害が強い場合
- レニン・アンジオテンシン系（RAS）抑制薬の著効

く異なる。

二次性高血圧では、通常の治療で目標血圧を達成することが難しい治療抵抗性高血圧を呈することが多い。しかし、原因を特定して治療することにより、血圧を効果的に降下させることができるため、必ず二次性高血圧を疑い、適切な診断に至ることが重要である。

二次性高血圧の原因として比較的頻度の高いのは、腎実質性高血圧、原発性アルドステロン症、腎血管性高血圧、睡眠時無呼吸症候群（sleeping apnea syndrome：SAS）などが挙げられる。

①腎実質性高血圧：慢性糸球体腎炎や糖尿病性腎症などの糸球体疾患だけでなく、慢性腎盂腎炎などの尿細管・間質性腎疾患や多発性嚢胞腎なども原因となる
②慢性腎臓病（CKD）：50〜70％程度で高血圧を合併することが報告されている。腎機能低下が高度になると、高血圧を呈する頻度が高くなる
③原発性アルドステロン症：副腎からのホルモンの一つであるアルドステロンの過剰分泌が高血圧発症の原因である
④腎血管性高血圧：腎動脈の狭窄によるレニン・アンジオテンシン・アルドステロン（RA）系の亢進が血圧上昇をもたらす
⑤睡眠時無呼吸症候群：交感神経系やRA系の亢進など、さまざまな要因により高血圧を来す
⑥内分泌性高血圧：褐色細胞腫はカテコラミン、クッシング症候群はコルチゾールの過剰分泌による。甲状腺機能低下症あるいは甲状腺機能亢進症、副甲状腺機能亢進症、先端巨大症も高血圧の原因となる
⑦血管性高血圧：大動脈炎症候群や結節性多発動脈炎、全身性強皮症などの血管炎症候群や大動脈縮窄症、大動脈弁閉鎖不全症などが挙げられる。また、脳腫瘍や脳血管障害でも、高血圧を呈するといわれている
⑧その他、遺伝性高血圧や薬剤誘発性高血圧などがある

Q&A 7 高血圧に関連する因子は？

①肥満
②食塩の過剰摂取
③喫煙
④過剰の飲酒
⑤不眠、精神的ストレス
⑥睡眠時無呼吸症候群（SAS）
⑦その他

Q&A 8 降圧薬の種類とその投与法は？

生活習慣の改善によっても治療効果が不十分な場合には、薬物療法を開始する。現

在のところ、非薬物療法のみでは虚血性心疾患の合併を十分には抑えられていないのが現状であり、薬物療法を欠かすことはできない。降圧薬の心血管病抑制効果の大部分は、その種類よりも降圧する度合いによって規定される。

主要な降圧薬は、カルシウム（Ca）拮抗薬（CCB）、アンジオテンシンⅡ受容体阻害薬（ARB）、アンジオテンシン変換酵素（ACE）阻害薬、利尿薬、β遮断薬である。積極的な適応や禁忌、合併症の有無に応じて、適切な降圧薬を選択する。

積極的適応がない場合の高血圧に対して最初に投与すべき降圧薬（第一選択薬）は、Ca拮抗薬、ARB、ACE阻害薬、利尿薬のなかから選択する。降圧目標を達成するためには、2～3剤の併用が必要になることが多い。異なるクラス（働き）の降圧薬の併用は降圧効果が高く、降圧目標を達成するために有用である。

2剤の併用として、RA系阻害薬（ACE阻害薬あるいはARB）＋Ca拮抗薬、RA系阻害薬＋利尿薬、Ca拮抗薬＋利尿薬が推奨されている。配合剤（合剤）によって処方を単純化することは、アドヒアランスを改善し、血圧コントロールの改善に繋がる。また、経済的効果も高いとされている。

降圧薬は1日1回の投与を原則とし、24時間にわたって降圧することが重要である。1日2回の投与が好ましいこともある。

一般には緩徐な降圧が望ましい。とくに、高齢者では急激に降圧すべきではない。

十分な降圧と蛋白（アルブミン）尿を改善する目的で高血圧患者（収縮期血圧140～159mmHgまたは、拡張期血圧90～99mmHg）、正常高値血圧患者（収縮期血圧130～139mmHgまたは、拡張期血圧85～89mmHg）では、降圧薬（とくに、ACE阻害薬、ARB）を投与する。

国際的には、正常血圧者にも尿蛋白減少効果を期待し、降圧薬（とくに、RA系阻害薬）を用いているが、わが国では保険診療上、高血圧患者に限って投与される。

Q&A 9 代表的降圧薬は？　その副作用は？

1．アンジオテンシンⅡ受容体阻害薬（ARB）

■ ディオバン®（バルサルタン、錠：20mg、40mg、80mg、160mg）

40～80mgを1日1回経口投与する。年齢、症状により適宜増減するが、1日160mgまで増量できる。ディオバン®は、アンジオテンシンⅡ受容体（AT1）に特異

的に結合し、アンジオテンシンⅡの生理作用である血管収縮作用や体液貯留作用、交感神経亢進作用を抑制する。

副作用には、血管浮腫、肝炎、高カリウム（K）血症などがある。ACE阻害薬には、空咳の副作用が知られているが、ARBではほとんどみられない。

■ミカルディス®（テルミサルタン、錠：20mg、40mg、80mg）

1日1回40mgを経口投与する。初回は20mgから開始し、最大1日80mgまで増量可である。胆汁排泄型で長時間作用型である。また、PPARγ活性化作用によるインスリン抵抗性改善や抗動脈硬化作用が期待されている。

副作用として、高K血症、血管浮腫、ショックなどがあり、妊婦・重篤な肝障害患者には禁忌である。

2．ACE阻害薬

■タナトリル®（イミダプリル塩酸塩、錠：2.5mg、5mg、10mg）

0.5～2錠、分1を経口投与する。ACE阻害薬は、ブラジキニンの作用増強による空咳が多く、持続性である。投与1週間から数ヵ月以内で出現する。腎機能障害例では、降圧に伴う一過性の腎機能低下がみられることがある。S-Cr 2.0mg/dL以上では、少量から投与する。稀に血管性浮腫がみられる。

<u>妊婦または妊娠している可能性のある婦人には、服用禁忌である。</u>**症例2**で用いられている。

3．直接的レニン阻害薬（Direct Renin Inhibitor：DRI）

■ラジレス®（アリスキレンフマル酸塩、錠：150mg）

通常、成人には150mgを1日1回経口投与する。なお、効果不十分な場合は、300mgまで増量することができる。ラジレス®は直接的レニン阻害薬であり、レニン・アンジオテンシン系（RAS）サイクルの起点となるレニンを、強力かつ選択的に阻害することにより、アンジオテンシノーゲンからアンジオテンシンⅠへの変換を遮断し、血漿レニン活性（PRA）、アンジオテンシンⅠおよびアンジオテンシンⅡの濃度を低下させ、持続的な降圧効果を発揮する。ヒトレニン選択的阻害作用と降圧作用をもつ。

重大な副作用は、血管性浮腫、アナフィラキシー、高K血症などである。使用禁忌は、過敏症、妊婦または妊娠している可能性のある婦人、イトラコナゾール、シクロスポリンを服用中患者、ACE阻害薬または、ARBを投与中の糖尿病患者（ただし、

ACE阻害薬またはARBを含む他の降圧治療を行ってもなお血圧コントロールが著しく不良の患者を除く）である。

4．カルシウム拮抗薬（CCB）

■アムロジン®（アムロジピンベシル酸塩、錠：2.5mg、5mg、10mg）

　成人の高血圧症では通常、2.5～5mgを1日1回経口投与する。なお、症状に応じ適宜増減するが、効果不十分な場合には1日1回10mgまで増量することができる。アムロジン®は、細胞膜の電位依存性カルシウムチャネルに選択的に結合し、細胞内へのCa^{2+}の流入を減少させて冠血管や末梢血管の平滑筋を弛緩させる。このCa拮抗作用は緩徐に発現するとともに持続性を示し、また心抑制作用が弱く、血管選択性を示すことが認められている。

　重大な副作用は、肝機能障害、血小板減少、白血球減少、房室ブロックなどである。使用禁忌は、妊婦または妊娠している可能性のある婦人、過敏症である。

■コニール®（ベニジピン塩酸塩、錠：2mg、4mg、8mg）

　1日1回2～4mgを朝食後に投与する。効果不十分な場合は、1日1回8mg（朝食後、朝・夕食後）まで増量できる。コニール®は、血管拡張作用により臓器（脳、心、腎）への血流が増加するため、各種臓器障害合併症例や高齢者によく用いられる。降圧作用は穏やかで持続性である。

　副作用として、肝障害、顔面紅潮・ほてりなどがある。

■アテレック®（シルニジピン、錠：5mg、10mg、20mg）

　1日1回朝食後に5～10mgを経口投与し、最大1日20mmまで増量可である。L型N型Caチャネルを抑制し、糸球体輸出細動脈を拡張させるため、抗蛋白尿作用と腎進展抑制作用が期待される。

　副作用として、肝障害と黄疸、血小板減少などがある。妊婦には使用禁忌である。

CCBをグレープフルーツジュースで服薬すると、降圧作用の増強（高度な降圧）がみられるので、注意を要する。

5．利尿薬

■フルイトラン®［トリクロルメチアジド（サイアザイド系利尿薬）、錠：1mg、2mg］

　通常、成人には1日2～8mgを1～2回に分割経口投与する。なお、年齢、症状により、適宜増減する。ただし、高血圧症に用いる場合には少量から投与を開始して

徐々に増量する。また、悪性高血圧に用いる場合には、通常、他の降圧薬と併用する。フルイトラン®は利尿作用と降圧作用をもつ。利尿作用は、<u>遠位尿細管曲部の管腔側に局在するNa⁺・Cl⁻共輸送体を阻害する</u>ことによってNa⁺・Cl⁻の再吸収を抑制し、尿中への排泄を増加させる。これに伴って水の排泄が増加する。降圧薬としての作用機序はあきらかではないが、トリクロルメチアジドの脱塩・利尿作用により、循環血液量を減少させる、あるいは交感神経刺激に対する末梢血管の感受性を低下させることにより、血圧が低下すると考えられている。

重大な副作用は、再生不良性貧血、低Na血症、低K血症である。無尿、急性腎不全（急性腎障害）、体液中のNa・Kのあきらかな減少、過敏症では、使用禁忌である。

- **ラシックス®**［フロセミド製剤（利尿降圧剤、ループ利尿薬）、錠剤：10mg、20mg、40mg、細粒：4%］

通常、成人には1日1回40～80mg（細粒4%では1～2g）を連日または隔日経口投与する。なお、年齢、症状により適宜増減する。腎機能不全などの場合には、さらに大量に用いることもある。ただし、悪性高血圧に用いる場合には、通常他の降圧薬と併用する。利尿作用は、腎血流量・糸球体濾過値を上昇させる作用により、降圧作用は利尿による循環血漿量の減少、血管壁のNa含量の減少によると考えられている。

重大な副作用は、ショックやアナフィラキシー、再生不良性貧血、赤芽球癆、汎血球減少症、水疱性類天疱瘡、難聴、中毒性表皮壊死融解症などである。使用禁忌は無尿、肝性昏睡、体液中のNa・Kのあきらかな減少、過敏症である。

- **アルダクトンA®**（スピロノラクトン、細粒：10%、錠：25mg、50mg）

通常、成人1日50～100mgを分割経口投与する。なお、年齢、症状により適宜増減する。ただし、「原発性アルドステロン症の診断および症状の改善」のほかは、他剤と併用することが多い。アルダクトンA®は主として<u>遠位尿細管のアルドステロン依存性Na-K交換部位</u>に働き、アルドステロン拮抗作用により、Naおよび水の排泄を促進し、Kの排泄を抑制する。

重大な副作用は、電解質異常（高K血症、低Na血症、代謝性アシドーシスなど）、急性腎不全、中毒性表皮壊死融解症、皮膚粘膜眼症候群などである。使用禁忌は、無尿または急性腎不全、高K血症、アジソン病、タクロリムス（プロトピック®）、エプレレノン（セララ®）またはミトタン（オペプリム®）を服用中、過敏症である。

高血圧の合併症

1. 心疾患

　高血圧が数年続くと左心室肥大が起こり、やがて心不全を起こすことがある。高血圧があると、不整脈や狭心症、心筋梗塞、脳卒中などの心血管系の合併症が起こりやすく、生命予後に悪影響を及ぼす。

　胸部Ｘ線検査は、初期では正常範囲内のことが多いが、高血圧が数年以上続いた症例では大動脈の突出や心拡大を認める。

　心電図でも、高血圧が数年以上続いた症例では、左心室肥大などの所見を認める。

2. 脳疾患

　高血圧性脳血管障害として、一過性脳虚血発作や脳出血、脳梗塞、くも膜下出血、高血圧性脳症などがある。

3. 腎疾患

　良性腎硬化症が徐々に出現する。時に、腎機能がすみやかに悪化して腎不全に至る悪性腎硬化症がある。

　尿は多くは正常であるが、経過とともに蛋白尿を伴うことがある。腎機能の低下に伴って血清尿素窒素（SUN）、血清クレアチニン（S-Cr）およびＫの上昇などがみられる。

4. 眼底

　初期にはほとんど変化はないが、進行に伴って動脈の狭細化や口径不同、交叉現象、出血などの所見がみられる。高血圧が持続すると、出血や白斑がみられ、さらには乳頭浮腫が現れる。

妊婦の歯科診療で気をつけること

1. 歯科疾患

　妊娠中は内分泌環境の変化や唾液の分泌低下、口腔内pHの低下、悪阻（つわり）での歯磨きの難しさなどから、う蝕や歯周病が増悪するとされている。

　「妊娠中は歯科疾患が進行しやすいので、う蝕・歯周病について相談を受けたら歯科診療を勧める（推奨レベルＢ：実施することが勧められる）」とされている（日本産科婦人科学会，日本産婦人科医会：産婦人科診療ガイドライン産科編 2014）。

2. 薬剤投与

■ 消毒薬

　ポビドンヨード（イソジン液®など）は、胎児の甲状腺異常や甲状腺腫の原因となる可能性があることから、「長期にわたる広範囲の使用を避けること」となっている（添付文書）。

■ 局所麻酔薬

　催奇形性はおそらくないとされているが、添

付文書上は有益性投与[*1]となっている。リドカイン（キシロカイン®）の動物生殖試験では、胎仔への危険性は否定されているが、ヒトでの検討はなされていない。

■ **抗菌薬**

日本産婦人科学会ガイドライン 産科編では、「具体的にはアミノグリコシド系、テトラサイクリン系の使用は避ける。ペニシリン系やセファロスポリン系抗生物質は安全に使用できるが、アナフィラキシーに注意が必要なので薬剤過敏症について十分問診した後に使用する」とされている。セファクロル（ケフラール®）やセフジニル（セフゾン®）を使用する歯科医師は多いようである。

■ **消炎鎮痛薬**

すべての薬剤は有益性投与か禁忌である。非ステロイド性抗炎症薬（NSAIDs）は胎児の動脈管収縮を引き起こす可能性があり、基本的には妊娠経過をとおして禁忌とされている。比較的安全に使用できるものとして、アセトアミノフェン（カロナール®）がある。日本産婦人科学会ガイドライン 産科編でも、「鎮痛剤としては妊娠中も比較的安全に使用できるアセトアミノフェンが勧められる」と記載されている。

妊娠高血圧症候群で使用できる降圧薬

- ■ **中枢性交感神経抑制薬**：α-メチルドーパ（アルドメット®）
- ■ **血管拡張薬**：ヒドララジン（アプレゾリン®）
- ■ **αβ遮断薬**：ラベタロール塩酸塩（トランデート®）
- ■ **Ca拮抗薬**：ニフェジピン（アダラート®）

降圧目標と生活上の注意

表2c、図2e参照。

[*1]：悪影響があるかもしれないが、それを使わないことによるデメリットを考えれば使ったほうが有益だと判断される場合の投与である

表❷c 降圧目標（日本高血圧学会高血圧治療ガイドライン2014年版より引用改変）

年齢・病態	診察室血圧	家庭血圧
若年、中年、前期高齢者患者	140/90mmHg 未満	135/85mmHg 未満
後期高齢者患者	150/90mmHg 未満 （忍容性があれば140/90mmHg 未満）	145/85mmHg 未満（目安） （忍容性があれば135/85mmHg 未満）
糖尿病患者	130/80mmHg 未満	125/75mmHg 未満
CKD患者（蛋白尿陽性）	130/80mmHg 未満	125/75mmHg 未満（目安）
脳血管障害患者、冠動脈疾患患者	140/90mmHg 未満	135/85mmHg 未満（目安）

注：目安で示す診察室血圧と家庭血圧の目標値の差は、診察室血圧140/90mmHg、家庭血圧135/85mmHgが、高血圧の診断基準であることから、この二者の差をあてはめたものである

睡眠を十分にとる

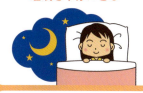

食塩をとりすぎない
食塩は1日6g未満を目標にする。食品成分表示などのナトリウム（Na）を食塩に換算するには、食塩量(g)＝Na(mg)×2.54÷1000

タバコを吸わない
喫煙は一時的に血圧を上昇させる。禁煙を心がける

水分を適度に摂る
起床後や入浴後は水分が不足し、血液がドロドロになりやすいので、水分を摂る

アルコールはほどほどに
ビールなら大ビン1本（633mL)、日本酒は1合、ウイスキーはダブルまでにする

肥満にならない
適正体重＝BMI[体重(kg)÷身長(m)÷身長(m)] が25を超えないようにする

30分以上の速歩（有酸素運動）をする
運動は早朝ではなく、日中や夕方などの暖かい時間帯に行う

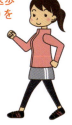

とくに冬は温度差に注意する
- 寒い屋外に急に出ると、血圧の急な上昇を招く原因になる。また、朝起きて寝室を出るときなどは、上着を着て暖かくしてから行動する
- 入浴時のお湯は38〜40℃で長湯は避け、胸から上は浸からないようにする

朝はゆとりをもって行動する
早朝高血圧型の人は、血圧が高くなるのを防ぐためにも、朝はゆとりをもって行動する

薬はきちんと服用する
医師より処方された薬は、決められた量・時間で服用する

図❷e　生活上の注意

3 慢性腎臓病

Cronic kidney disease: CKD

症例3-a

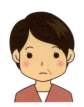

患者：Cさん
46歳、女性
会社員

歯科医：「何か病気をおもちですか？」

Cさん：「はい。糖尿病で、かかりつけ医にて治療中ですが、合併症の腎臓病と神経障害がみられるといわれています。実際、手足にしびれがあります。眼科受診では、異常は指摘されませんでした」

歯科医：「ご家族にも、糖尿病の方はいらっしゃいますか？」

Cさん：「はい。母も糖尿病で、血液透析中です」

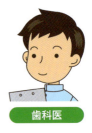

歯科医

おもな検査結果

空腹時血糖（FPG）	176mg/dL
HbA1c	8.4%
尿糖定性試験	3（＋）
尿糖定定量	9.80g/日
尿蛋白定性試験	（＋＋）
尿蛋白定量	1.5g/gCr
血清尿素窒素（SUN）	22mg/dL
血清クレアチニン（S-Cr）	1.5mg/dL
推算糸球体濾過量（eGFR）	30.7mL/min/1.73㎡

薬剤
- グルコバイ® 100mg錠：1日3回、食直前、28日分
- ミカルディス® 20mg錠：1日1回、食後、28日分

内科医から ひとこと

遺伝的素因があり、母親が糖尿病で透析中である。血糖コントロールは不良で蛋白尿・腎機能低下があり、糖尿病性腎症と診断されている。手足のしびれなど、糖尿病性神経障害がみられる。食後過血糖の改善を期待し、α-グルコシダーゼ阻害薬（グルコバイ®）、蛋白尿改善を期待し、ARB（ミカルディス®）を服用中である。

症例3-b

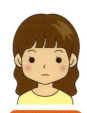

患者：Dさん
25歳、女性

歯科医：「何か病気をおもちですか？」
Dさん：「はい。IgA腎症で、J大学病院にて治療中です」
歯科医：「ご家族にも、腎臓病の方はいらっしゃいますか？」
Dさん：「いいえ。いません」

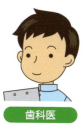

歯科医

おもな検査結果

尿潜血反応	（＋）
尿沈渣赤血球	10-19コ/HPF
尿蛋白定性試験	（＋）
血清尿素窒素（SUN）	16mg/dL
血清クレアチニン（S-Cr）	0.7mg/dL
推算糸球体濾過量（eGFR）	74.1mL/min/1.73㎡
血清IgA	345mg/dL
補体C3	106mg/dL
血清IgA/C3比	3.25

薬剤
- コメリアン®（塩酸ジラゼプ）50mg錠：6錠、分3、食後、28日分

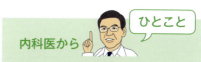

内科医から　ひとこと

血尿、蛋白尿で腎生検を行い、IgA腎症と診断されている。血清IgAと血清IgA/C3比が高値である。腎機能は基準値以内である。抗血小板薬を服用し、蛋白尿はやや改善している。

Q&A 1 慢性腎臓病って新しい病気？

最近、慢性腎臓病（CKD）が注目されているが、新しい一つの病気が発見されたわけではない。表3aに示す基準を満たした場合には、原因を問わずにCKDと診断される。一つの疾患概念である。

① 尿異常、画像異常、血液、病理で腎障害の存在があきらかで、とくに、0.15g/gCr（クレアチニン）以上の蛋白尿（30mg/gCr以上のアルブミン尿）の存在が重要である

② 糸球体濾過量（glomerular filtration：GFR）が、60mL/分/1.73㎡未満

①、②のいずれか、また両方が3ヵ月以上持続する場合に慢性腎臓病と診断される。

最近、GFRは推算（estimated, e-）GFR値が用いられている。

したがって、CKDは従来の慢性腎疾患の概念とは異なっている（図3a）。

表3a 新しいCKDステージ（CGA）分類

原疾患の記載	原疾患	蛋白尿区分		Albuminuria (A)		
				A1	A2	A3
Cause (C)	糖尿病	尿アルブミン定量（mg/日）尿アルブミン/Cr比（mg/gCr）		正常	微量アルブミン尿	顕性アルブミン尿
				30未満	30～299	300以上
	高血圧、腎炎、多発性嚢胞腎、移植腎、不明その他	尿蛋白定量（g/日）尿蛋白/Cr比（g/gCr）		正常	軽度蛋白尿	高度蛋白尿
				0.15未満	0.15～0.49	0.50以上
GFR (G)	GFR区分（mL/分/1.73㎡）	G1	正常または高値	>90		
		G2	正常または軽度低下	60～89		
		G3a	軽度～中等度低下	45～59		
		G3b	中等度～高度低下	30～44		
		G4	高度低下	15～29		
		G5	末期腎不全（ESKD）	<15		

重症度のステージはGFR区分と蛋白尿区分を合わせて評価する。重症度は原疾患・GFR区分・蛋白尿区分を合わせたステージにより評価する。CKDの重症度は死亡、末期腎不全、心血管死亡発症リスクを緑のステージを基準に、黄、オレンジ、赤の順にステージが上昇するほど、リスクは上昇する（KDIGO CKD guideline2012を日本人用に改変。日本腎臓学会（編）：CKD診療ガイド2012. 東京医学社，東京，2012より引用改変）

Q&A 2 外来診療で腎機能は、どう読むの？

　腎機能をみる検査として、血清クレアチニン（筋肉に存在するクレアチンの最終代謝産物で筋肉量に影響される物質：S-Cr）、血清シスタチンC（全身の有核細胞で産生されるポリペプチドで年齢や性別、筋肉量、運動などに影響されない）とそれらを用いた推算糸球体濾過量（estimated GFR：eGFR）が一般的である。

　S-Crや血清シスタチンCの値が、腎（糸球体）機能をみるのに利用されている。

　それらの値を用いたeGFRは、小型の計算器や早見表ですぐに値を求めることができるので、たいへん便利である［日本腎臓学会（編）：CKD診療ガイド2012，東京医学社，東京，2012］。

　一般に、S-Crの値を用いたeGFRcr（S-CrによるeGFR）により腎機能の変動をみるが、小柄な高齢者では、筋肉量が少なくS-Crが低めを呈することがあり、eGFRcrの値が実際よりもやや高い値を示しがちで、正確性が低下する。その場合には、GFRのゴールドスタンダードであるイヌリンクリアランスの測定が望ましい。イヌリンは、糸球体から100%濾過され、尿細管で再吸収も排泄もされない物質であることから、イヌリンのクリアランスの値は真のGFRを示すものであり、GFRのゴールドスタンダードであるとされている。しかし、手技がやや煩雑である。

　シスタチンCは、体内状況の変化には影響を受けにくく一定に産生され、分子量はクレアチニンよりも約100倍大きい。そのため、血清シスタチンCはS-Crが上昇していない初期の糸球体障害が疑われる患者や筋肉量が少ない高齢者、痩せている女性、筋肉量に変化がみられる小児の腎機能の評価に有用である。

　血清シスタチンC値からeGFRcys（血清シスタチンCによるeGFR）を求め、eGFRcrと比較することが勧められる。

Q&A 3 CKDの3大原疾患は？

　CKDと診断される3大原疾患として、糖尿病、慢性腎炎症候群（わが国では、IgA腎症が多い）、高血圧による腎障害（腎硬化症）がある。

1．糖尿病性腎症とは？

　糖尿病性腎症（Diabetic nephropathy）は糖尿病の慢性合併症の一つで、生命予

> **表❸b　糖尿病性腎症の臨床診断所見**
>
> 1．糖尿病歴：5年以上
> 2．糖尿病網膜症や糖尿病性神経障害の存在
> 3．持続性アルブミン尿・蛋白尿の持続
> 4．高度な血尿や細胞性円柱はみられない
> 5．早期ではGFRの高値・腎腫大

後を決める重要な合併症である（**症例3-a**）。

最近では、1年間に末期腎不全から透析導入される患者の約43％が糖尿病性腎症で、1998年からは1年間に透析に移行する原因疾患の第1位になっている。しかし、最近は治療効果が出てきたせいか、その導入数はやや減ってきている。

本症は糖尿病に特有な細小血管障害の一つであり、高血糖が原因であることに間違いないことから、厳密な血糖コントロールが必要である。しかし、本症の発症と進展には遺伝因子が非常に深く関与していると考えられる。糖尿病性腎症の家族歴がある患者は、そうでない患者よりも本症に罹患する可能性が高い。

糖尿病患者は、糖尿病性腎症とほぼ同時期に糖尿病網膜症を発症することが多いため、眼底検査が必須である。症例3-aでは、糖尿病網膜症はみられていない。

糖尿病性腎症の確定診断は腎生検による組織診断によるが、患者は高齢で診断後は腎生検を行っていないのが現状である。臨床的には、**表3b**のような所見からなされている。

2．慢性腎炎症候群とは？

慢性腎炎症候群（Chronic nephritic syndrome）は、「①急性糸球体腎炎の発症後、1年以上にわたって、血尿や蛋白尿などの異常尿所見や高血圧が持続するもの、②あきらかな急性腎炎の症状がみられなくても、異常尿所見が1年以上持続するもの。膠原病、糖尿病、痛風、腎盂腎炎など、糸球体腎炎以外の疾患が原因で異常尿所見や高血圧を示すものを除く（除外項目）」と臨床的に定義されている（WHO分類）。

発症の仕方は、②が多く、会社や学校の健康診断や保険加入時の尿検査などで偶然に発見されるチャンス血尿／チャンス蛋白尿（chance hematuria/proteinuria）が大半である。

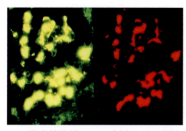 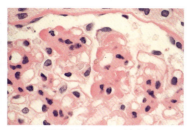 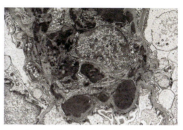

A：蛍光抗体法。IgA（左）、C3（右）　B：光学顕微鏡像（PSA 染色）　C：電子顕微鏡像

図❸a　IgA 腎症の腎生検所見

　慢性腎炎症候群は、"腎生検"という方法で腎組織を採取し、顕微鏡で検査して病型の分類とその程度を診断する。

　わが国では、腎糸球体メサンギウム領域に免疫グロブリン A（IgA：IgA1）が沈着する免疫グロブリン A（IgA）腎症がたいへん多い（**図 3 a**）。

◆ **IgA 腎症はどんな病気？**

　IgA 腎症（IgA nephropathy）は、慢性腎炎症候群（血尿や蛋白尿、高血圧を有し、緩徐に腎機能障害が進行する腎疾患群）の一つである。

　慢性腎炎症候群は、原発性（一次性）と続発性（二次性）に分かれるが、**症例 3-b** は他に原因疾患がみられないことから、原発性（一次性）である。IgA 腎症は、原発性（一次性）である。

　確定診断は腎生検によるが、臨床的には①顕微鏡的血尿の尿沈渣赤血球が 5 コ/HPF 以上（変形赤血球を示す糸球体型血尿は、組織障害度が高度であることを示唆している：**図 3 b**）、②蛋白尿が 0.3g/日以上、③血液検査で血清 IgA が 315mg/dL 以上、④血清 IgA/C3 比が 3.01 以上が特徴的である。

　以上の尿検査・血液検査項目（①〜④）のうち、3 ないし 4 項目を満たす症例を腎生検で確認したところ、IgA 腎症である確率が非常に高かった（JCLA 2003. 17：73-6. JCLA 2008. 22：114-8）。また、血清 IgA/C3 比が高値であるほど、腎機能の低下が著しくなることがあきらかにされている。症例 3-b では、血清 IgA と IgA/C3 比は、ともに高値である。

　新規バイオマーカーとして、ELISA による血中糖鎖異常 IgA1 を測定することが可

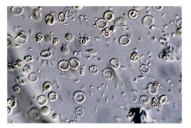 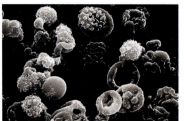

A：光学顕微鏡像　　　　　　　　B：走査電子顕微鏡像
図❸b　IgA 腎症（高度障害例）における尿中変形赤血球（糸球体型血尿）

能である（NDT 2015, 30: 1315-1321）。

◆ **腎生検の病理組織診断（確定診断）：IgA 腎症**

光学顕微鏡所見

　　メサンギウム増殖性糸球体腎炎(mesangial proliferative glomerulonephritis：PGN)：メサンギウム細胞という細胞が増加することにより、腎臓の糸球体に炎症を起こす。

免疫組織学的（蛍光抗体法）所見

　　多量体 IgA（IgA1）複合物（体）が糸球体メサンギウム領域に優位に沈着し、補体 C3 を中心とする補体の活性化（alternative pathway、classical pathway、lectin pathway）や細胞増殖を誘導する。糸球体固有細胞の増殖、細胞外基質の増生・拡大と糸球体外からの細胞浸潤（リンパ球、マクロファージなど）がみられる。高度障害例では、糸球体硬化と尿細管・間質病変（尿細管の萎縮、間質へのリンパ球やマスト細胞などの細胞浸潤、間質の線維化）の進行がみられる。

電子顕微鏡（電顕）的所見

　　IgA・C3 が沈着する部位に一致して高電子密度の沈着物（electron dense deposits：EDD）が認められる。

　IgA 腎症は、厚生労働省進行性腎障害に関する調査研究班 IgA 腎症分科会により、診断基準・リスク分類が示されている。わが国とフランスの報告から、20年の経過で約40％の患者が末期腎不全（end-stage kidney disease：ESKD）に進展するとされている。

腎生検の意義

病理組織学的な確定診断をつけ、組織障害の程度をみて治療法を決める目的で行われる。再腎生検は、それまで行ってきた治療効果の判定にも用いられる。妊娠を考える場合や就職時の職種を選択するなどの社会的意義からも行われている。

IgA 腎症の発症機序

最近、IgA 腎症の発症機序は徐々に解明されつつある。IgA 腎症では何らか（上気道や腸管での細菌・ウイルス・食物など）の抗原刺激によって血中に糖鎖異常（ガラクトース欠損）IgA1が増加し、IgG や IgA と複合物（体）を形成すると考えられている（IgA のサブクラスには、IgA1と IgA2の 2 つがある）。次いで、補体の活性化がみられる。多量体 IgA 複合物の形成には、遺伝因子と環境因子が関与していると思われる。

IgA 腎症の治療

IgA 腎症の生活習慣および食事療法は、CKD 診療ガイド［日本腎臓学会（編）：東京医学社，東京，2012］、かかりつけ医と専門医の連携のために CKD 診療テキスト［富野康日己（編）：中外医学社，東京，2013］、およびエビデンスに基づく CKD 診療ガイドライン2013［日本腎臓学会（編）：東京医学社，東京，2013］などを参考に、各 CKD ステージに従って指導する。

すべてのリスク群に共通する非薬物治療指針

リスク群別の治療指針は、成書に譲る。

A．生活習慣の改善：禁煙、適正飲酒量の指導、体重の管理を行う。

B．診察・検査項目：定期的な血圧測定および腎機能の評価（S-Cr、eGFR など）を含む血液生化学検査、尿定性試験・沈渣検査、尿中蛋白・クレアチニン定量（蛋白／クレアチニン比）、可能であれば畜尿検査による1日尿蛋白排泄量やクレアチニンクリアランスの測定を行う。

C．エネルギー摂取量：年齢、性別、運動量を加味しながら、25～35kcal/kg標準体重/日を目安とする。なお、摂取エネルギーの決定後は、体重変化を観察しながら適正エネルギー量となっているかを経時的に評価しつつ調整を加える。肥満が蛋白尿の改善を遅らせるなどの所見が認められているので、減量も重要である。

薬物療法

抗血小板薬（ジピリダモール、塩酸ジラゼプなど）

腎血流量の増加作用、抗血小板作用、糸球体毛細血管壁の陰性荷電（anionic charge）減少抑制作用などを有している。この陰性荷電が減少すると、同じ陰性荷電を有するアルブミンが尿中に排泄されるようになる。

- ペルサンチン-L®（ジピリダモール徐放剤、カプセル：150mg）：2カプセル、分2

ジピリダモールは頭痛を誘発しやすいため、少量から投与する。

- コメリアン®（塩酸ジラゼプ、錠：50mg）：6錠、分3

症例3-bでは、コメリアン®が投与されている。歯科での抜歯では、休薬せずに継続することができる。

n-3系脂肪酸（魚油）

血小板凝集抑制作用と血清脂質低下作用を有する。脂質異常症（とくに、高トリグリセリド血症）を伴った場合に投与する。

- エパデール®（イコサペント酸エチル）：1.8～2.7g、分3

格別な副作用はみられないが、重篤な副作用として出血がある。しかし、歯科での抜歯では、休薬せずに継続することができる。

アンジオテンシン変換酵素（ACE）阻害薬

腎糸球体輸出細動脈の拡張による尿蛋白減少作用（腎保護作用）を有する。ただし、わが国では、これらは降圧薬であることから、正常血圧者のIgA腎症への投与は保険適用がない。

- タナトリル®（イミダプリル塩酸塩、錠：2.5mg）：0.5～2錠、分1

アンジオテンシンⅡ受容体拮抗薬（ARB）

- オルメテック®（オルメサルタン、錠：10mg）：1～2錠、分1
- アバプロ®（イルベサルタン、錠：50mg）：1～2錠、分1

夜間高血圧症例では、夕食後、眠前投与も考慮する。ARBでは、空咳の出現は少ないが、血管性浮腫、肝障害、高K血症などがみられる。妊婦または妊娠している可能性のある婦人では、服用禁忌である。

副腎皮質ステロイド療法（パルス療法を含む）

糸球体に急性活動性病変を有する場合（尿蛋白量が0.5g/日以上で、eGFRが60mL/min/1.73㎡以上の場合）やネフローゼ症候群を呈する場合に投薬を考慮する。ただし、慢性硬化性病変が糸球体病変の主体をなす場合には硬化病変を進行させる危険性があり、注意を要する。

- プレドニン®（プレドニゾロン）：0.8～1.0mg/kg 約2ヵ月、その後漸減して、約6ヵ月間投与する。

表❸c　ステロイドの副作用（浦部晶夫，他：今日の治療薬2018．南江堂，東京，2018：274より引用改変）

特に注意すべき副作用（高頻度かつ重症化）
- 感染症（全身性および局所）の誘発・増悪
- 骨粗鬆症・骨折，幼児・小児の発育抑制，骨頭無菌性壊死
- 動脈硬化病変（心筋梗塞，脳梗塞，動脈瘤，血栓症）
- 副腎不全，ステロイド離脱症候群
- 消化管障害（食道・胃・腸管からの出血，潰瘍，穿孔，閉塞）
- 糖尿病の誘発・増悪
- 精神神経障害（精神変調，うつ状態，痙攣）

他の注意すべき副作用
- 生ワクチン※による発症
- 不活化ワクチンの効果減弱
- 白内障，緑内障，視力障害，失明
- 中心性漿液性網脈絡膜症，多発性後極部網膜色素上皮症
- 高血圧，浮腫，うっ血性心不全，不整脈，循環性虚脱

- 脂質異常症
- 低K血症
- 尿路結石，尿中カルシウム排泄増加
- ミオパチー，腱断裂，ムチランス関節症
- 膵炎，肝機能障害

高頻度の軽症副作用
- 異常脂質沈着（中心性肥満，満月様顔貌，野牛肩，眼球突出）
- 痤瘡，多毛症，皮膚線条，皮膚萎縮，皮下出血，発汗異常
- 月経異常（周期異常，無月経，過多・過少月経）
- 食欲亢進，体重増加，種々の消化器症状
- 白血球増加

稀な報告例・因果関係不詳の副作用
- アナフィラキシー様反応，過敏症
- カポジ肉腫
- 気管支喘息，喘息発作
- ショック，心破裂，心停止
- 頭蓋内圧亢進，硬膜外脂肪腫

※麻疹・風疹・流行性耳下腺炎・水痘・ロタウイルス・BCG

- ソル・メドロール®（メチルプレドニゾロン）：1g

3日間を隔月で3回行い，プレドニゾロン0.5mg/kg隔日を6ヵ月間投与する。副腎皮質ステロイドの副作用は多いが，大量のステロイド療法では，結核やニューモシスチス肺炎，B型肝炎などの日和見感染の併発に十分注意する（表3c）。

- 扁摘ステロイドパルス療法（保険適用外）

IgA腎症の治療として，扁摘＋ステロイドパルス療法の効果が報告されている（NDT. 29：1456-1459）。扁摘ステロイドパルス療法は，口蓋扁桃を摘出して副腎皮質ステロイドを短期・大量投与する併用療法であり，蛋白尿・血尿の減少効果が報告されている。この治療により，血清IgA値と血清IgA/C3比は低下する。

しかし，腎機能が低下して不可逆的な腎病変が高度にみられる場合には効果は弱いため，早い時期からの治療開始が望まれる。扁摘ステロイドパルス療法は，腎臓専門医によってなされるのが望ましい。

3．高血圧性腎硬化症とは？

高血圧性腎硬化症(Hypertensive glomerulosclerosis)には、高血圧の持続によって蛋白尿や腎機能低下が徐々に進行する良性腎硬化症（benign nephrosclerosis）と、腎機能がすみやかに悪化して末期腎不全に至る悪性腎硬化症（malignant nephrosclerosis）がある。

近年、加齢に伴い、良性腎硬化症が増えてきている。一方、悪性腎硬化症は、高血圧の早期発見や減塩食の啓発、優れた降圧薬の使用によって減少している。

Q&A 4　CKDは、なぜ怖いの？

CKDの臨床上の大きな問題点は、CKDと定義される病態が末期腎不全(end-stage kidney disease：ESKD)へ進行し、透析療法や腎移植を必要とすることと、心血管病（cardiovascular disease：CVD、たとえば狭心症や心筋梗塞、脳卒中など）の重要な発症リスクになっていることである。つまり、CKDでは心血管疾患で死亡する患者が多い。

CKDでは、蛋白尿が出現・持続し、高血圧となって腎不全へと進行していくことは理解できる。しかし、血尿や蛋白尿の出現をみずに、あるいは気がつかずに腎機能低下が起こっていることが多い。これは、高齢化（加齢）によりあきらかにされてきた現象である。したがって、CKDの増悪を防ぐには、血圧の厳格な管理と肥満・脂質異常症の改善が望まれる。

Q&A 5　CKDの代表的治療薬とその怖さは？

薬物療法には、前述のようにレニン・アンジオテンシン系（RAS）阻害薬、抗血小板薬、n-3系脂肪酸、副腎皮質ステロイド、免疫抑制薬（保険適用外）などがある。患者の状態によって、さまざまに組み合わせて用いられる。

◆副作用

それぞれの薬剤には、副作用もみられるので注意が必要である。

おもな副作用は、便秘、食欲不振、悪心・嘔吐、腹部膨満などの消化器症状が多い。胃腸の手術後の患者では、投与に注意を要する。使用禁忌は、消化管に通過障害を有し、排泄に支障を来すおそれのある場合である。

①RAS 阻害薬：血管浮腫、高 K 血症、腎機能低下など
②抗血小板薬：出血傾向、頭痛（とくに、ペルサンチン錠）、倦怠感など
③n-3系脂肪酸（魚油）：軽度な肝障害や出血、発疹、悪心・嘔吐など
④副腎皮質ステロイド：表3c参照
⑤免疫抑制薬：おもに骨髄抑制、妊婦への注意
⑥尿毒症治療薬（経口吸着炭素製剤）：**クレメジン®**（慢性腎不全用：カプセル、細粒分包、速崩錠）

■ クレメジン®の副作用

クレメジン®は、内服によって慢性腎不全で生じた尿毒症毒素（uremic toxins：アミノ酸のトリプトファンから変化したインドール）を消化管内で吸着し、便とともに排泄させることにより、尿毒症症状の改善や透析導入を遅らせる効果をもたらす薬剤である。

インドールは腸管から吸収された後、肝臓で硫酸化されてインドキシル硫酸となり、腎臓などに障害を及ぼすことから、吸収量が少ないほうが好ましいと考えられる。適応は、進行性慢性腎不全における尿毒症症状の改善および透析導入の遅延である。S-Cr が低値（1.5～2.0mg/dL）の早期活動性の CKD から経口吸着炭素製剤を長期に投与することが、末期腎不全による透析導入の遅延をもたらすと思われる。

早期 CKD では、2g から開始して徐々に増量することもよい。通常、成人に1日6g を3回に分割し、経口投与する。他の併用薬をも吸着する可能性があるので、他剤とは時間をあけて服用することが望ましい。飲みにくいので、服用に工夫（オブラートの使用や水を口に含んでから服用し、水を多めに飲むなど）が必要である。細かな顆粒が歯間に挟まって気持ちが悪いとの訴えもあり、速崩錠が上市された。経口吸着炭素製剤の作用から、トリプトファン・インドールの産生を低下させるため、低蛋白食の食事指導も重要である。

Q&A 6 CKD の薬物治療以外の一般療法は？

①身体の安静とともに、激しい運動や職業、深夜勤務、長時間残業は避け、安定した規則正しい生活を心がける
②保温に努め、尿所見や腎機能に従って、寒冷での長時間にわたる作業や運動（ス

キー、スケート、水泳など）を制限する
　③うがいを励行する（風邪への対策）
　④体重・血圧の管理、脂質異常症の改善に努める

Q&A 7　腎機能低下時に注意すべき薬剤とその使い方

　腎臓専門医に診療を受けている患者が、疼痛などで急に歯科を受診することがある。そうした場合、歯科医師に注意してもらいたい薬剤に、非ステロイド性抗炎症薬（NSAIDs）と感染症治療薬がある。

1. 非ステロイド性抗炎症薬

　非ステロイド性抗炎症薬は、副腎皮質ステロイド以外で抗炎症作用を有する薬物群であり、通常鎮痛・解熱作用ももっている。その化学構造によってサリチル酸、アリール酢酸、プロピオン酸、フェナム酸、ピラゾロン、オキシカム、非酸性（塩基性）に分けられている。

　非酸性（塩基性）には抗リウマチ作用はほとんどなく、効果は一般に弱い。しかし、非酸性（塩基性）は酸性の薬剤に比べ、副作用の出現は一般に少ない。また、腎機能を低下させる危険性が高く、投与にあたっては十分な注意が必要である。多くのNSAIDsは、「腎障害を悪化させるおそれがあるため、重篤な腎障害には禁忌」とされている。とくに、メフェナム酸（ポンタール®）とピラゾロン（スルピリン®、メチロン®）は半減期が長いため、腎不全患者には注意が必要である。腎不全患者にこれらの薬剤を投与する場合には、半減期の短いプロピオン酸（ブルフェン®、ナイキサン®、ロキソニン®など）やアリール酢酸系（ボルタレン®）、経皮吸収薬などを用いる。

　腎不全による薬物とその代謝物の体内への蓄積、NSAIDsの使用による尿量の減少と薬物濃度の上昇が大きな問題である。

　一般に用いられている鎮痛薬のほとんどが肝臓で代謝されて排泄されるが、腎不全患者では投与量を減量する必要がある。重篤な腎不全患者では、アセチルサリチル酸（アスピリン®、サリチゾン®）の大量投与は避けるべきであり、麻薬系鎮痛薬の鎮静効果は増強される可能性がある。オピオイド鎮痛薬であるメペリジン・ペチジン（オピスタン®、ペチジン塩酸塩®）の投与にはとくに注意が必要であり、長期間の投与は避けるべきである。それは、腎不全患者では主要な代謝産物であるノルメペリジン

表❸d　NSAIDsと他薬物との相互作用（浦部晶夫，島田和幸：今日の治療薬2018．南江堂，東京，2018：295より引用改変）

機序	他薬物		NSAIDs	結果
1．同一の機序	利尿薬全般	↔	NSAIDs	腎機能低下
	トリアムテレン	↔	インドメタシン	腎毒性増強
	K保持性利尿薬	↔	NSAIDs	高K血症
	抗凝固薬全般 ステロイド	↔	NSAIDs	消化管障害
2．相反する機序	降圧薬全般	←	NSAIDs	薬効低下（血圧上昇）
	利尿薬	←	NSAIDs	薬効低下（心不全増悪）
3．吸収阻害／促進	アルミニウム製剤	→	インドメタシン	吸収低下
	コレスチラミン	→	ナプロキセンなど	
	カフェイン	→	アスピリン	吸収増加
	メトクロプラミド	→	アスピリンなど	
	重曹	→	NSAIDs	
4．結合蛋白	ワルファリン	←	NSAIDs	薬効増強、出血傾向
	フェニトイン	←	NSAIDs	薬効増強、中毒
5．薬物代謝／排泄	バルプロ酸	←	アスピリン	代謝阻害、中毒
	プロベネシド	→	NSAIDs	腎排泄低下、毒性増強
	メトトレキサート※ リチウム	←	NSAIDs	
	ジゴキシン	←	NSAIDs	腎排泄低下、ジキタリス中毒
	アミノグリコシド系薬	←	NSAIDs	腎排泄低下、腎機能低下
	重曹	→	アスピリン	腎排泄促進、薬効低下
6．その他	抗パーキンソン病薬	←	インドメタシン	薬効低下
	ノルフロキサシン、シプロフロキサシンなど	←	フルルビプロフェンなど	痙攣

※高用量でとくに注意．関節リウマチの週1回パルス療法では通常問題ない
↔：相互に影響　　○→△：○により△の作用または副作用に影響

が体内に蓄積し，痙攣閾値を低下させる可能性がある（痙攣を起こしやすくなる）からである．投薬前のみならず，投薬中も検査を十分に行うことと，服薬時の十分な飲水量や1日尿量に注意すべきである．

　NSAIDsと他の薬物との相互作用も知られており，歯科診療でNSAIDsを投与する場合には，問診によって服用薬を丁寧に聴取することが大切である（表3d）．詳

しくは、腎機能低下時の薬剤投与量を参照いただきたい［日本腎臓学会（編）：CKD診療ガイド2012．日本腎臓病薬物治療学会（監），東京医学社，東京，2012］。

◆ **比較的安全な薬剤**
　①硫酸モルヒネ（MSコンチン®）
　②アセトアミノフェン（アンヒバ®）
　③アスピリン・ダイアルミネート配合（バファリン®）
　④アスピリン（アセチルサリチル酸）
　⑤コハク酸ヒドロコルチゾンナトリウム（ソル・コーテフ®）
　⑥プロドニゾロン（プレドニン®）
　⑦デキサメタゾン（デカドロン®）
　［富野康日己（編）：腎機能低下患者への薬の使い方．医学書院，東京，2002］

2．感染症治療薬

　厚生労働省HP（2017年3月27日）に、「抗微生物薬適正使用の手引き」第1版案が発表されている。

　歯性感染症の起炎菌は、おもに連鎖球菌か嫌気性菌である。抗菌薬の効果判定は3日、投与期間は8日程度が目安である。歯性感染症は、以下の1～4群に分類され、各群別の経口抗菌薬の選び方が示されている。

　1群：歯周組織炎
　2群：歯冠周囲炎
　3群：顎炎
　4群：顎周囲炎

　1・2群で比較的軽度な歯性感染症であれば、ペニシリン系抗菌薬が第一選択薬となる。ペニシリンアレルギーでは、リンコマイシン系、もしくはマクロライド系を選択する。
　3・4群の重度感染症では、βラクタマーゼ阻害剤配合のペニシリン系抗菌薬が第一選択薬となる。

◆ **抗菌薬**
　■ ペニシリン系抗菌薬：アモキシシリン（サワシリン®、パセトシン®、アモリン®）
　　CCr[*1]＞50mL/分：1回250㎎、6～8時間ごと

CCr 10〜50mL/分：1回250mg、8〜12時間ごと

CCr＜10mL/分：1回250mg、24時間ごと

透析（HD）：250mg、分1、HD日はHD後服薬（透析性あり）

■リンコマイシン系：クリンダマイシンリン酸エステル（CLDM：ダラシンS®）

CCr＞50mL/分：600〜2,400mg、分2〜4

CCr 10〜50mL/分：腎機能正常者と同じ

CCr＜10mL/分：腎機能正常者と同じ

透析（HD）：腎機能正常者と同じ（透析性なし）

■マクロライド系：クラリスロマイシン（CAM：クラリス®）

CCr＞50mL/分：400mg、分2

CCr 10〜50mL/分：1回200mg、1日1〜2回

CCr＜10mL/分：200mg、分1

透析（HD）：200mg、分1（透析性？）

■βラクタマーゼ阻害剤配合のペニシリン系抗菌薬：スルバクタムナトリウム・アンピシリンナトリウム配合（SBT/ABPC：ユナシン®）

CCr＞50mL/分：6g、分2

CCr 10〜50mL/分：1.5〜3g、分2

CCr＜10mL/分：1.5〜3g、分1

透析（HD）：1.5〜3g、分1、HD日はHD後投与（透析性あり）

■複合ペニシリン系抗菌薬：アンピシリン・クロキサシン配合（ABPC/MCIPC：ビクシリン®）

CCr＞50mL/分：1.5〜4g、分2〜4

CCr 10〜50mL/分：1g、6〜12時間ごと

CCr＜10mL/分：1g 12〜24時間ごと

透析（HD）：1g、12〜24時間ごと、HD日はHD後投与（透析性あり）

詳しくは、腎機能低下時の薬剤投与量を参照いただきたい［日本腎臓学会（編）：CKD診療ガイド2012．日本腎臓病薬物治療学会（監），東京医学社，東京，2012］。

---

*1：薬剤の添付文書には、腎機能の評価としてクレアチニンクリアランス（CCr）が用いられている。しかし、これまでの検討から、CCr値はほぼeGFRの値と考えられる

MEMO

貧血とは？

循環赤血球量が正常以下に減少した状態を貧血（Anemia）という。つまり、ヘモグロビン（血色素量：Hb）値、ヘマトクリット（Hct）値、赤血球数が減少した状態をいう。

貧血の基準は、ヘモグロビン（Hb）値が男性13.0g/dL以下、女性12.0g/dL以下である。赤血球数は、成人男性で400万/μL以下、成人女性で350万/μL以下が貧血のおおよその目安である。

貧血は多彩な症状を呈する。たとえば、全身倦怠感や易疲労感、頭痛、動悸、息切れ、呼吸困難、耳鳴、めまいなどがある。しかし、いずれも貧血に特異的な症状ではない。これらの症状には個人差があり、一般にHb 10g/dL以上では出現せず、8g/dL以下に低下するまでは自覚症状がみられない患者も多い。自覚症状は、貧血が急速に進行した場合には強くみられる。高齢者では、循環調節機能低下のために自覚症状が現れやすい。

他覚症状の代表的なものに、皮膚や粘膜（とくに眼瞼結膜）の蒼白化がある。めまい（頭がフワーッとして眼の前が暗くなる感じ）や傾眠傾向、下肢がつるなどが認められる。ビタミンB_{12}欠乏による悪性貧血（pernicious anemia）では、四肢末端の知覚異常や振動覚や位置覚の低下などの末梢神経症状や黄色調を帯びた白髪がみられる。口角炎（angular stomatitis）は、鉄欠乏性貧血の特徴の一つである。

貧血での栄養・薬物療法の基本は？

鉄不足だけでなく、全身性のアレルギー・蛋白質の失調によって発症することが多い点に注意する。蛋白質と鉄に関しては、摂取量や血清中の濃度を調べる。血清フェリチンは体内の貯蔵鉄を反映しており、潜在的な鉄欠乏状態を判定するのに優れている。鉄剤には経口薬と静脈内注射（静注）薬があるが、原則として経口薬を用いる。

ネフローゼ症候群（Nephrotic syndrome）とは？

何らかの疾患・原因により、以下の診断基準（厚生労働省ネフローゼ症候群調査研究班：平成22年）を満たしたものをネフローゼ症候群（成人）という。

①蛋白尿：1日3.5g以上が持続する（随時尿において尿蛋白／尿クレアチニン比が3.5g/gCr以上の場合もこれに準ずる）

②低アルブミン血症：血清アルブミン値3.0g/dL以下。血清総蛋白量6.0g/dL以

表❸e　ネフローゼ症候群の原因疾患別分類　[富野康日己（編）：エッセンシャル腎臓内科学．医歯薬出版，東京，2015：94より引用改変]

> Ⅰ．先天性ネフローゼ症候群
> 　　a）先天性ネフローゼ症候群（狭義）　　Finnish 型、French 型
> 　　b）遺伝性腎炎　　　　　　　　　　　　アルポート症候群、ファブリ病、nail patella 症候群
> Ⅱ．一次性ネフローゼ症候群（原発性糸球体疾患に由来するもの）
> 　　a）微小変形型ネフローゼ症候群（minimal change nephrotic syndrome：MCNS）
> 　　b）巣状分節性糸球体硬化症（focal segmental glomerulosclerosis：FSGS or FGS）
> 　　c）膜性腎症（membranous nephropathy：MN）
> 　　d）腎炎性ネフローゼ症候群（glomerulonephritic nephrotic syndrome：GNNS）
> 　　　　慢性増殖性糸球体腎炎（membranoproliferative glomerulonephritis：MPGN）
> 　　　　半月体形成性糸球体腎炎（crescentic glomerulonephritis：CreGN）
> 　　　　メサンギウム増殖性糸球体腎炎（diffuse mesangial proliferative glomerulonephritis：DPGN）
> 　　　　IgA 腎症（IgA nephropathy：IgAN）
> 　　　　急性糸球体腎炎（acute glomerulonephritis：AGN）
> Ⅲ．二次性ネフローゼ症候群（続発性糸球体疾患に由来するもの）
> 　　a）代謝性疾患　　糖尿病腎症、アミロイド腎症、light chain（軽鎖）腎症
> 　　b）全身性疾患　　全身性エリテマトーデス（ループス腎炎）、結節性多発性動脈周囲炎［CreGN］、
> 　　　　　　　　　　ウェゲナー肉芽腫症［CreGN］、関節リウマチ［MN or アミノイド腎症］、
> 　　　　　　　　　　紫斑病性腎炎［IgAN］、混合性クリオグロブリン血症［MPGN］、グッドパ
> 　　　　　　　　　　スチャー症候群［CreGN］
> 　　c）悪性腫瘍　　　ホジキン病［MCNS］、リンパ性白血病［MCNS］、固形がん（肺がん、胃がん、
> 　　　　　　　　　　大腸がん）［MN］、多発性骨髄腫［アミロイド腎症、light chain 腎症］
> 　　d）循環障害　　　収縮性心内膜炎、下大動脈血栓症
> 　　e）薬剤、過敏反応　水銀［MN］、金［MN］、ペニシラミン［MN］、ヘロイン［FSGS］、花粉、
> 　　　　　　　　　　昆虫咬、蛇毒、うるし
> 　　f）感染症　　　　マラリア［MN］、梅毒［MN］、細菌性心内膜炎［MPGN］、B 型肝炎［MN］、
> 　　　　　　　　　　C 型肝炎［MPGN］、後天性免疫不全症候群（AIDS）［FSGS］
> 　　g）その他　　　　妊娠高血圧症候群［FSGS］、移植腎、肝硬変［IgAN］

注：二次性ネフローゼ症候群の［　］内は、併発する頻度の高い組織型を示す

下も参考になる
③浮腫
④脂質異常症（高 LDL コレステロール血症）
以上の成人での基準のうち、①と②は必須の条件である。これらの基準を満たした状態・疾患は、すべてネフローゼ症候群と診断される。本症候群を起こす原因には、いろいろなものがある（**表3e**）。

薬物治療

ネフローゼ症候群に共通した治療としては、浮腫が著明な時期では安静・臥床を必要とし、ループ利尿薬を投与する。

一次性ネフローゼ症候群の薬物療法

副腎皮質ステロイドの投与が基本で、抗血小板薬、免疫抑制薬、NSAIDs、ACE阻害薬、ARBなどを用いる。

二次性ネフローゼ症候群の治療

原疾患に対する根本的な治療とネフローゼ症候群に共通した対症的な治療をする。歯科診療中は、前述の薬剤は継続するよう指導し、むくみ（浮腫）がひどくなったり、尿が泡立ってなかなか消えない場合（尿蛋白が増えている状態）には、主治医を受診するよう勧める。

4 肥満

Obesity

症例4

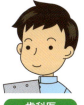
患者：Eさん
25歳、男性

歯科医：「何か病気をおもちですか？」
Eさん：「いいえ、何もないと思いますが、やや血圧が高いです。見てのとおり、太っています」
歯科医：「ご家族にも、体格のよい方はいらっしゃいますか？」
Eさん：「はい。祖父も両親も肥満ですね」
歯科医：「何か検査結果はお持ちですか？　薬は何を飲んでいますか？」
Eさん：「病院へ行っていませんので、検査結果は持っていませんし、薬も飲んでいません」

歯科医

現在の状態（会社の健康診断時）
身長：170cm、体重：95kg、血圧：140/90mmHg

薬剤
服用していない

内科医から　ひとこと

肥満と高血圧であるが、特別な治療はしていない。まず行うことは、管理栄養士による栄養指導である。カロリー・食塩の制限と緩やかな減量を指導すべきである。

Q&A 1 肥満とは？

肥満［Obesity、BMI＝体重kg÷(身長 m)^2：25kg/㎡以上］とは、「身体に脂肪が過剰に蓄積した状態」と定義される。肥満は多くの合併症を併発するので、生活習慣病の中心となる状態である。肥満は高血圧や蛋白尿出現の危険因子で、メタボリックシンドロームと繋がっており、減量（理想体重の維持）が重要な課題である。

わが国では、悪性新生物（がん）、心臓病、脳血管疾患が３大死因であるが、心臓病と脳血管疾患の基礎となる疾患として、糖尿病や高血圧、脂質異常症（高脂血症）、高尿酸血症がある。

Q&A 2 肥満の診断は？

肥満の程度（肥満度）を客観的に評価するが、肥満度の指標として以下のような方法がある。

1．BMI

BMI（body mass index）は体重kg/(身長 m)^{2}から算出する。日本肥満学会によるBMIからみた肥満の判定基準を表4aに示す。

2．標準体重による方法

標準体重を設定し、肥満度(%)＝［(実測体重－標準体重)／標準体重］×100により肥満度を算出する。標準体重の決め方について、日本肥満学会では有病率が最も低い

表❹a　日本肥満学会による肥満判定基準

BMI＜18.5	低体重
18.5≦BMI＜25.0	普通体重
25.0≦BMI＜30.0	肥満（１度）
30.0≦BMI＜35.0	肥満（２度）
35.0≦BMI＜40.0	肥満（３度）
40.0≦BMI	肥満（４度）

体重として、BMI＝22、すなわち標準体重(kg)＝(身長 m)^2×22を提唱している。BMI 22を中心に、低すぎ（やせすぎ）ても高すぎ（太りすぎ）ても健康にはよくないといわれている。

Q&A 3 肥満の分類は？

1. 原発性肥満と二次性肥満

肥満の原因となり得る疾患がなく、体質と過食、運動不足によるものを、原発性肥満（単純性肥満）という。これに対し、内分泌性肥満や中枢性肥満などのように、肥満の原因となる疾患があるものを二次性肥満（症候性肥満）という。

2. 上半身肥満と下半身肥満

脂肪蓄積部位の違いによる分類で、上半身肥満を男性型肥満、下半身肥満を女性型肥満ともいう。上半身肥満は、下半身肥満より合併症の頻度が高いとされている。上半身肥満の目安として、ウエスト（Waist）をヒップ（Hip）で割ったW/H比が用いられている。男性は1.0以上、女性は0.9以上で上半身肥満と判定される。

3. 内臓脂肪型と皮下脂肪型

脂肪の蓄積部位が、皮下脂肪量が優位か、それとも内臓（腹腔内）脂肪量が優位かによる分類である。CT検査による診断法が正確で、腹腔内の内臓脂肪（Visceral fat）と腹壁の皮下脂肪（Subcutaneous fat）との面積比（V/S比）が0.4以上なら内臓脂肪型肥満とする。内臓脂肪型では合併症が多いといわれ、アルブミン尿や腎機能低下の重要な危険因子である。

Q&A 4 肥満の治療法は？

治療の基本は、食事療法、運動療法、薬物療法である。

1. 食事療法の基本

◆肥満の食事療法で心がけること
　①食生活を整える
　②早食いをせず、ゆっくりと噛む
　③低エネルギー食品を選ぶ
　④水分の摂り方も大切

⑤補助食品にも注意
⑥食塩は意外な落とし穴
⑦節酒に心がける

◆ **食事療法の栄養基準（1日の摂取量）**
①エネルギー：25〜30kcal/標準体重kg
②蛋白質：1.0〜1.2g/kg
③炭水化物：100g以上
④脂質：エネルギー比で20〜25％
⑤各種ビタミン、ミネラル：栄養所要量以上
⑥食物繊維：25g以上

◆ **超低エネルギー食**
摂取するエネルギーを極端に少なくする食事を超低エネルギー食といい、この食事療法を超低エネルギー食療法、または半飢餓療法という。

絶食療法：0kcal
超低エネルギー食療法：200〜500kcal
減食療法：600〜1,800kcal

2．食事療法以外の非薬物療法

非薬物療法の一つに運動療法があるが、これは軽症の脂質異常症では総コレステロール（TC）で約15％、トリグリセリド（TG）で約20％の低下効果があり、HDLコレステロールを上昇させるうえでも有効といわれている。

食事療法に運動療法を取り入れることで、摂取エネルギーの制限を緩和することができるといわれている（運動療法と食事療法）。

表4bに運動によるエネルギー消費の目安を示すが、高度な肥満や合併症を有する患者では過度の運動は行えないこともある。

遺伝的要素の強い家族性脂質異常症では、食事療法や運動療法のみでは目標脂質レベルまでの低下は困難なことも多いので、健康管理の一環として運動療法を指導する。しかし、高度な肥満で急に運動を始めると、膝関節や股関節に過剰な負荷がかかってしまい、疼痛の原因ともなる。また、心臓への負担も大きい。

表❹b　運動によるエネルギー消費の目安（日本体育協会スポーツ科学委員会資料より引用改変）

運動の強さ	80kcal消費あたりの時間	運動	エネルギー消費量 (kcal/kg/分)
Ⅰ．非常に軽い	30分間ぐらい	散歩	0.0464
		乗物（電車、バス立位）	0.0375
		家事（洗濯、掃除）	0.0499〜0.0587
		一般事務	0.0404
		買物	0.0481
		軽い体操	0.0578
Ⅱ．軽い	20分間ぐらい	歩行（70m/分）	0.0623
		階段（下り）	0.0658
		ラジオ体操	0.0552〜0.1083
		自転車（平地）	0.0800
		ゴルフ（平地）	0.0835
Ⅲ．中等度	10分間ぐらい	軽いジョギング	0.1384
		階段（上り）	0.1349
		自転車（登り坂）	0.1472
		テニス（練習）	0.1437
Ⅳ．強い	5分間ぐらい	マラソン	0.2959
		なわとび	0.2667
		水泳（平泳ぎ）	0.1968

3．薬物療法

■ **サノレックス®（マジンドール、錠：0.5mg）**

　1日1回0.5mg、昼食前（1日最高1.5mgまで2〜3回食前に分服するが、できるかぎり最少量にとどめる）。1ヵ月以内に効果がなければ、投与を中止する。高度肥満症（肥満度70％以上、またはBMI 35以上）で食事療法と運動療法の補助として用いる。食欲中枢への直接作用および神経終末におけるノルエピネフリン、ドパミン、

セロトニンを介した摂食抑制作用を有する。しかし、依存性と肺高血圧症が重篤な副作用であり、内分泌専門医のもとで投与する。

4．減量手術

高度の肥満者に対し、胃を小さくするような外科手術が行われている。

対象患者は、BMI が30以上で肥満による合併症をもっているヒトである。

外科的手術は、減量ができることのほかに、糖尿病、睡眠時無呼吸症候群（SAS）に対して効果的といわれている。開腹手術と腹腔鏡下手術が行われている。

Q&A 5　メタボリックシンドロームとは？

メタボリックシンドローム（Metabolic syndrome）とは、内臓脂肪の蓄積により血糖を低下させる唯一のホルモンであるインスリンの働きが低下し（インスリン抵抗性[*1]）、糖代謝異常（耐糖能異常：糖尿病予備軍や糖尿病）、脂質代謝異常（高トリグリセライド血症、低 HDL コレステロール血症）、高血圧などの動脈硬化の危険因子が出現する状態をいう。一般には「メタボ」といわれている。

メタボリックシンドロームの診断基準を序章の図3（P.13）に示す。

これまでシンドローム X、死の四重奏、インスリン抵抗性症候群、内臓脂肪症候群、マルチプルリスクファクターシンドロームなどと呼ばれてきたが、現在は混乱を避ける意味で、メタボリックシンドロームに統一されている。

メタボリックシンドロームの診断には、内臓脂肪の蓄積（ウエスト周囲径の増大）が必須条件であり、それに脂質代謝異常、高血圧、高血糖の3項目のうち、2項目以上を満たすことが必要である。

メタボリックシンドロームは CKD の原因でもあり、メタボリックシンドロームの構成因子数が増えるほど、CKD の合併率が増加するとされている。

メタボリックシンドロームでは、狭心症や心筋梗塞といった虚血性心疾患の危険度も増す。

＊1：インスリン（膵臓のβ細胞で産生・分泌されるホルモン）の過剰な分泌により、その働きに対して体内に抵抗性が出てきて、インスリンの効果が出にくくなる状態をいう

Q&A 6 肥満では、どんな合併症が出る？

■ 糖尿病
肥満と糖尿病とは密接な関係がある。

■ 脂質異常症
肥満者では、血清総コレステロール（TC）・中性脂肪（TG）の増加、HDLコレステロールの低下が認められる。脂質異常は動脈硬化を促進し、高血圧や心疾患との関連から、肥満者にとって重要な合併症である。内臓脂肪の蓄積（内臓脂肪型肥満）は、脂質代謝異常と関連が深い。

■ 高尿酸血症
血清尿酸値はBMIと正の相関を示し、肥満者ほど血清尿酸値が高値を示す。肥満者は過食に伴ってプリン体の摂取量も多く、体内での尿酸の過剰産生の結果、高尿酸血症を生ずると考えられる。近年、高尿酸血症による血管内皮細胞の障害が注目されている。

■ 高血圧
肥満者に高血圧の合併頻度が高く、高血圧患者には肥満が多いことが、以前から報告されている。また、肥満高血圧患者では減量に伴い、血圧が低下することもあきらかにされており、両者の関連性は強い。

■ 虚血性心疾患
肥満は冠動脈疾患の危険因子の一つであり、肥満に高血圧、耐糖能異常、高TG血症を合併すると、冠動脈疾患の危険率が高くなる。また、肥満者では心不全を発症する危険性が高いとされている。

■ その他の合併症
脂肪肝、胆石症がある。高度の肥満者では呼吸障害（肺胞低換気）を認め、「ピックウィック症候群」と呼ばれている。これは、高度の肥満に傾眠、周期性呼吸、チアノーゼ、筋痙攣、二次性多血症、右心不全を伴う疾患である。

MEMO

サルコペニアとは？

　サルコペニアとは、ギリシャ語で「肉」を表す sarx (sarco) と、喪失を意味する penia を組み合わせた、「筋肉の喪失」という造語である。

　70歳代の骨格筋の面積は、20歳代と比べると一般に20〜30% 減少し、筋力も30〜40% 減少するといわれている。筋力の低下は運動量の低下を生じ、運動量の低下はさらに筋力を低下させるという悪循環（vicious cycle）が生まれ、自立障害のリスクが増加する。

ロコモティブシンドロームとは？

　ロコモティブシンドローム（ロコモ）は、日本整形外科学会を中心に提唱され、運動器（手足や腰）の問題によって介護が高まった状態と定義されている。

フレイルとは？

　フレイルは、海外の老年医学分野で使われている"Fraity"を日本語訳した「虚弱」や「老衰」、「脆弱」という意味である。

　厚生労働省研究班の報告では、「加齢とともに心身の活力（運動機能や認知機能等）が低下し複数の慢性疾患を併発するなどの影響もあり、生活機能が障害され、心身が脆弱性の状態である。一方では、適切な介入・支援により、生活機能の維持向上が可能な状態像」とされている。したがって、健康な状態と日常生活でサポートが必要な介護状態の中間を意味している（P.14参照）。

Q&A 7 なぜ高脂血症が、脂質異常症という名称に変わったの？

これまで使われていた高脂血症（Hyperlipidemia）とは、血清脂質を構成するコレステロール、トリグリセライド、リン脂質、遊離脂肪酸のうち、コレステロールとトリグリセライドのいずれか、ないし両方が増加した状態を意味していた。

「動脈硬化性疾患予防ガイドライン2007年版」（日本動脈硬化学会）において、HDLコレステロールが低い場合も加えて脂質異常症（Dyslipidemia）と命名された。高LDLコレステロール血症と低HDLコレステロール血症は、狭心症や心筋梗塞などの冠動脈疾患の危険因子であることがあきらかにされた。

以上により、血清コレステロールの増加（量）だけではなく、コレステロールの質にも目を向けたことから、高脂血症を脂質異常症と変更して用いている。

脂質異常症は、家族性または特発性に発症する原発性脂質異常症と、基礎疾患（糖尿病、甲状腺機能低下症、ネフローゼ症候群など）に随伴して起こる続発性脂質異常症に分けられる。

多くの脂質異常症の原因はあきらかではないが、食生活や運動不足、遺伝的要因がかかわっていると考えられている。

◆ 脂質異常症の診断

空腹時[*2]に採血されたTCが220mg/dL以上、またはトリグリセリド（TG）が150mg/dL以上や高比重リポ蛋白（HDL）コレステロール[*3]が40mg/dL未満のとき、脂質異常症と診断される（日本動脈硬化学会：動脈硬化性疾患予防ガイドライン2007年版）。

虚血性心疾患の立場からは、LDLコレステロール[*4]が140mg/dL以上を示すヒトも要注意とされている。脂質異常症に高血圧や糖尿病、喫煙などの危険因子が重なると、虚血性心疾患の発症率はさらに高くなる。

---

*2：血清脂質値の測定は、通常12時間以上の絶食後に採血された血液検体で行う。それは、中性脂肪値が食事の影響を受けやすいからである
*3：善玉コレステロール。血管壁やその他の組織に蓄積された余分なコレステロールを、再び肝臓に戻す役割を担っている（基準値：35〜80mg/dL）。総コレステロール（基準値：150〜219mg/dL）。LDLコレステロール／HDLコレステロール＝1.5以下（動脈硬化の進展抑制指標）
*4：悪玉コレステロール。冠動脈疾患との関連において、血清総コレステロールよりも密接に関係する指標である（基準値：140mg/dL未満）

Q&A 8 脂質異常症の合併症は？

1．虚血性心疾患

血清脂質の過剰な増加、あるいは脂質分画の異常は、動脈壁への脂質（コレステロール）の沈着を促進し、粥状動脈硬化の主要な原因となって虚血性心疾患を引き起こす（図4a）。虚血性心疾患とは、心臓に血液を供給する冠動脈の狭窄や閉塞によって心筋が虚血に陥る一群の疾患をいい、狭心症や心筋梗塞、心筋虚血による不整脈や突然死などが含まれる。

図4bに虚血性心疾患を促進する危険因子を示す。回避することが可能な因子のなかでも、脂質異常症や高血圧、喫煙が最も大きな因子である。また、糖尿病や肥満、アルコールの過飲、ストレスや睡眠不足も心筋梗塞の発症にとって重要な要因である。

2．動脈硬化

粥状硬化の初期像は血管内膜の肥厚で、これはすでに新生児期に認められるといわれている。成人になると、線維斑または粥腫性丘状内膜肥厚といわれる境界明瞭な小隆起が出現し、進行すると内膜深層にコレステロールに富んだ粥腫をもつ粥腫性・粥状硬化性丘状肥厚（アテローム）となって血管内に隆起してくる（図4a）。粥状硬化はさらに進行し、石灰化や潰瘍、血栓、出血などを伴う病変を引き起こす。加えて、血管は狭窄・閉塞し、虚血性心疾患のみならず、脳血管障害や四肢の動脈閉塞、大動脈瘤などの重篤な疾患を起こす。

Q&A 9 薬物療法の効果と副作用は？

薬剤は、食事療法に反応しない患者や、食事療法を2～3ヵ月間続けても目標の脂質レベルに到達しない患者に用いられる。

薬剤の種類は、血清脂質プロフィールによって選択する。大別すると、高総コレステロール（TC）血症に効果を示すものにHMG-CoA還元酵素阻害薬やプロブコール、小腸コレステロールトランスポーター阻害薬、陰イオン交換樹脂がある。

1．HMG-CoA還元酵素阻害薬

肝臓でのコレステロール合成を特異的に阻害する。

副作用には、皮疹や肝機能障害（劇症肝炎）、血清クレアチンホスホキナーゼ（CK）

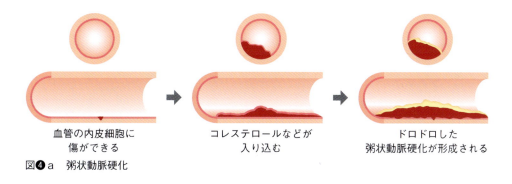

図❹a 粥状動脈硬化

図❹b 虚血性心疾患の危険因子

の上昇、筋肉痛、横紋筋融解症などを来すことがある。とくに、腎機能低下患者への投与には注意が必要である。

- **メバロチン®**（プラバスタチン、錠：5 mg、10 mg、細粒：0.5％、1％）

 1日1回10 mgを夕食後投与する（夕食後のほうが効果的との報告もあるが、最近では朝食後でも投与している）。または、1回10 mg、分2、朝・夕食後に投与する。

- **クレストール®**（ロスバスタチン、錠：2.5 mg、5.0 mg）

 1日1回2.5 mgから開始し、重症例では1日最大20 mgまで投与可能である。強いLDL-コレステロール低下作用とHDL-コレステロール上昇作用を有している。

- **リバロ®**（ピタバスタチンカルシウム、錠：1 mg、2 mg）

 1日1回1～2 mgを夕食後に投与する。最大4 mgまで増量可能である。

2．プロブコール

 高トリグリセライド（TG）血症に効果を示すものには、クロフィブラート（CPIB系）、ニコチン酸などがある。

プロブコールは、コレステロールの胆汁酸への異化・排泄促進作用、LDLの抗酸化作用を有する。副作用には、QT延長に伴う心室性不整脈、指針、消化管出血などがある。

- シンレスタール®［プロブコール、錠：250mg、細粒：50%（500mg/g）］
 1日500mg、分2、食後投与する。

3．小腸コレステロールトランスポーター阻害薬

小腸コレステロールトランスポーター（NPCIL1）に選択的に結合することで、胆汁性および食事性コレステロールの吸収を阻害する作用をもっている。

副作用には、肝機能障害と横紋筋融解症がある。HMG-CoA還元酵素阻害薬との併用投与も効果的である。

- ゼチーア®（エゼチミブ、錠：10mg）
 1日1回10mgを投与する。

4．クロフィブラート（CPIB系）

高TG血症に効果を示す。副作用には、肝機能障害と<u>横紋筋融解症</u>、アナフィラキシー様症状がある。

- ベサトールSR®（ベサフィブラート、徐放錠：100mg、200mg）
 1日400mg、分2、食後投与する。

Q&A 10　脂肪肝とは？

肝臓に脂肪（中性脂肪やコレステロール）が蓄積した状態を脂肪肝（Fatty liver）いう。脂肪が蓄積すると肝臓は肥大し、肝細胞が壊死を起こす。その後、線維に置き換わり、肝硬変へと進行する。

Q&A 11　どのくらいの飲酒でアルコール性肝障害になるの？

アルコール（エタノール）は、肝臓でアセトアルデヒドからアセテート（酢酸）へと酸化されて処理されるが、アセトアルデヒドには肝細胞を障害する毒性とコラーゲンの産生に関与している星細胞を刺激し、肝の線維化を促す作用がある。

この肝細胞毒性と線維化の2つの直接的な作用が中心となって起こるとされているのが、アルコール性肝障害（Alcoholic liver disease）である。これは、アルコール

の持続的な過度の飲用により起こる肝障害で、栄養障害や免疫異常、遺伝的素因が促進的に作用する。

アルコール性肝障害は、脂肪肝やアルコール性肝炎、肝硬変、肝線維症、慢性肝炎に分類される。

常習飲酒家の90％以上が脂肪肝（Fatty liver）となり、肝線維症から肝硬変（Liver chirrosis）へと進行する。アルコール性肝障害では、飲酒歴から日本酒を毎日平均3合（ビール大ビン3本、ウイスキーダブル3杯に相当）以上を、少なくとも5年以上続けている常習飲酒家であることを確認する。女性は、男性よりも少量（積算飲酒量で男性の約2/3）かつ、短期で発症するといわれている。

アルコール性肝硬変と診断するには、毎日日本酒にして5合以上を10年以上続けている大酒家であることが必要である。

■ **アルコール性肝障害の症状・合併症**

食欲不振、嘔気、下痢、消化管出血、発熱（微熱）、全身倦怠感、肝腫大、黄疸、腹水など

■ **アルコール性肝障害の検査値**

①血清 AST（GOT）・ALT（GPT）・LDH・γ-GTP の高値（AST ＞ ALT）

②慢性化症例では、血清膠質反応（ZTT、TTT）の高値

③血清 Al-P の軽度上昇

④脂質異常症、高乳酸血症、高尿酸血症、耐糖能異常、血清 IgA の高値

◆ **アルコール性肝障害の薬物治療**

基本方針

肝細胞内の脂質代謝改善作用（肝機能改善作用）、脂質異常症と脂肪肝を伴う症例に用いる。アルコール性脂肪肝には、パントシン®やベサトールSR®も用いられる。アルコール性肝炎や肝性脳症には、アミノレバン注®やラクツロース®などが必要となる。アルコール性肝硬変による浮腫や低アルブミン血症の場合には、ラシックス®やアルダクトン®Aを併用する。ビタミンB・C・K₂などのビタミン剤を併用する。

薬剤

イーピーエル（EPL）カプセル®（ポリエンホスファチジルコリン）250㎎、1回500㎎、1日3回分服、食後。

副作用

軽度なものとして、胃腸障害（軟便、下痢）、本剤の過敏症がある。

Q&A 12　アルコール依存症とは？

診断にあたって、①飲酒したいという強い欲望・強迫感、②飲酒の開始、終了、あるいは飲酒量に関して行動をコントロールすることが困難、③禁酒、あるいは減酒したときの離脱症状、④耐性の証拠、⑤飲酒に代わる楽しみや興味を無視し、飲酒せざるを得ない時間やその効果からの回復に要する時間が延長、⑥あきらかに有害な結果が起きているにもかかわらず飲酒をしているといった6項目があり、過去1年間に3項目以上が同時に1ヵ月以上続いたか、繰り返し出現した場合にアルコール依存症と診断される［世界保健機関（WHO）：アルコール依存症のICD-10診断ガイドライン］。

2013年の厚生労働省研究班の調査によると、アルコール依存症患者はわが国に109万人いると推計されている。また、その予備軍ともいえる多量飲酒者（ハイリスク群）は、980万人いるとされている。

ハイリスク群の多量飲酒者は、飲酒する日には純アルコール換算で1日60g（ビール中ビン3本、日本酒3合）以上飲酒しているヒトをいう（図4 c）。

リスクの高い飲酒者（1日平均飲酒量：男性40g以上、女性20g以上）は、1,039万人いるとされている。

Q&A 13　まったくお酒を飲まないのに肝臓が悪くなる非アルコール性脂肪肝炎とは？

非アルコール性脂肪肝炎（non-alcoholic steatohepatitis：NASH）は、脂肪肝に加えて何らかのストレス（活性酸素、過酸化脂質、鉄、インスリン抵抗性、サイトカインなど）によって発症する肝炎である。

NASHは、メタボリックシンドロームの範疇に入るとされ、発症の原因にアルコールは含まれない。自覚症状はほとんどなく、血液検査でAST・ALTの軽度上昇（AST/ALT比1.0以下）、血小板の減少、フェリチン値の上昇、ヒアルロン酸・4型コラーゲンなどの線維化マーカーの増加がみられる。

肝生検では、肝細胞への脂肪沈着と中心静脈の線維化、肝細胞周囲性線維化などがみられる。

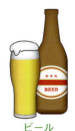

ビール	日本酒	焼酎	ウイスキー	ワイン
中ビン1本	1合	1/2合強	シングル2杯	グラス3杯
500mL	180mL	100mL	60mL	210mL

図❹c　アルコール約20gを含む量。何かを食べながらゆっくり節酒し、毎日は飲まず、休肝日を設ける。しかし、適度な飲酒（節酒）でも脳（海馬：記憶に関与）の萎縮が起こるとの報告がある。脳の萎縮が起こると、認知症を発症する

Q&A 14　肝炎ウイルス感染の予防法は？

■ A型肝炎

　A型肝炎ウイルスは、発症後1週目ごろまでの患者の糞便中に検出されるため、患者は十分な手洗いを励行する。通常の衛生環境であれば、二次感染の起こる可能性は低いといわれている。海外のA型肝炎高汚染地域に滞在する場合には、ヒト免疫グロブリンを接種して感染を予防する。しかし、その効果は4〜5ヵ月とされている。A型肝炎ウイルスに感染しても、1〜2週以内にヒト免疫グロブリンを摂取すれば予防できるといわれている。

■ B型肝炎

　感染経路は針刺し事故や性行為など、血液を介したものであり、血液汚染の予防が最も重要である。歯科医や歯科衛生士のような医療従事者では感染のリスクが高いため、あらかじめHBワクチンを接種することにより感染を予防する。

■ C型肝炎

　C型肝炎も血液を介する感染であり、血液汚染の予防を行う。感染力はB型肝炎に比べて弱いとされているが、高率に慢性化するので注意が必要である。針刺し事故後の感染予防として、免疫グロブリンやインターフェロン（IFN）の投与が行われている。

Q&A 15 薬剤の服用でも肝臓が悪くなるの？

　薬剤性肝障害の大部分はアレルギー性であり、服用前に予測することは難しい。

　鎮痛薬であるアセトアミノフェン（アンヒバ®、カロナール®など）は、薬剤性肝障害の代表的な薬剤であり、用量依存性に肝毒性を示す。アセトアミノフェンやアセトアミノフェン配合剤（PL顆粒®、ペレックス®など）は、感冒や急性上気道炎で頻用する薬剤なので注意が必要である。

　肝炎ウイルスマーカー陰性で、閉塞性黄疸、アルコール性肝障害、自己免疫性肝障害を否定できれば、薬剤性肝障害を疑う。末梢血好酸球の増加（6％以上）は、薬剤性肝障害の可能性がある。アレルギー性では、血清IgE値が高値を示すこともある。

　服薬後5～90日で発症することが多いが、服薬中は定期的な肝機能の検査を行い、疑わしければ消化器内科を紹介受診すべきである。

MEMO

肝臓病の種類

- ウイルス性肝炎：急性肝炎、慢性肝炎
- 肝硬変症：代償期肝硬変症、非代償期肝硬変症
- アルコール性肝障害
- 薬剤性肝障害
- 脂肪肝
- 非アルコール性脂肪肝炎（NASH）
- 自己免疫性肝炎
- 肝細胞がん

5 痛風

Gout

症例5

歯科医：「何か病気をおもちですか？」

Fさん：「はい。痛風で時々発作が起きて、右足の関節が痛くてたまりません」

歯科医：「そこのところはどうなっていますか？」

Fさん：「見てください。赤く腫れあがって、熱をもっています」

歯科医：「痛そうですね。風が吹いたり、猫が通っても痛いといわれていますからね。とくに好きな食べ物はありますか？」

Fさん：「そうですね。肉や煮込み料理、ビールが大好きで、毎日晩酌を楽しんでいます。だめだと言われても、やめられません」

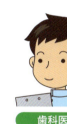

患者：Fさん
68歳、男性

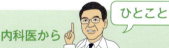

歯科医

おもな検査結果

血清尿酸	11.6mg/dL（基準値：2～6mg/dL）
CRP	11.2mg/dL（基準値：0.3mg/dL 未満）

薬剤

- クリノリル® 錠：50mg、100mg（NSAIDs）：1日300mg、分2
- フェブリク® 10mg錠（尿酸生成抑制薬）：1日1回。痛みが完全に消失後に服用

ひとこと

内科医から

肉や煮込み料理、ビールが大好きで、毎日晩酌を楽しんでいる。高尿酸血症がみられ、痛風による右足第1趾の関節痛発作で、炎症反応のCRPは高値である。尿中の尿酸（u-UA）とクレアチニン（u-Cr）を測定し、u-UA/u-Cr比が0.5以上では、尿酸産生亢進がかかわっていると推察できる。

Q&A 1 痛風ってどんな病気？

痛風は高尿酸血症（Hyperuricemia）を基礎として、急性関節炎症状（痛風発作）を繰り返し、ついには痛風結節（tophus）[*1]や慢性関節炎を起こし、慢性腎不全（Chronic renal failure：CRF）、心筋梗塞などの合併症で死に至ることもある全身性の尿酸代謝異常症である。

高尿酸血症は、脳梗塞や心筋梗塞、狭心症などの血管障害を起こすといわれている。

痛風の原因により、原発性痛風と続発性痛風（高尿酸血症）とに分類される（図5a）。

痛風は美食家や力士に多いことなどから、プリン体を多く含む食品（表5）の過剰摂取（美食）が痛風の誘因になると考えられている。**症例5**でも、肉や煮込み料理、ビールが好物である。今日のわが国では、飽食時代の持続により痛風は激増している。

1．原発性痛風
①尿酸過剰生産型
②尿酸排泄低下型
③①と②の混合型

2．続発性痛風（高尿酸血症）
①血液疾患：白血病、多血症、多発性骨髄腫、慢性溶血性貧血など
②慢性腎不全
③薬物：サイアザイド、ピラジナミド、エタンブトール、フロセミドなど
④原因不明のもの：サルコイドーシス、甲状腺機能低下症、シスチン尿症、ダウン症候群、家族性LCAT欠損症など

図5a　痛風、高尿酸血症の分類

表5　プリン体窒素を多く含む食品

食品名	100g中の含有量(mg)	食品名	100g中の含有量(mg)
鶏・肝臓	147.6	さんま	68.0
まいわし（干）	135.9	あさり	67.3
豚・肝臓	128.2	まぐろ	67.2
大正えび	112.3	鶏ささ身	67.1
まあじ（干）	108.9	ずわいがに	62.8
牛・肝臓	101.8	ひらめ	57.5
まいわし（生）	93.9	鶏もも	54.5
かつお	90.3	納豆	53.2
車えび	85.8	豚肉（ヒレ）	52.5
かき（生）	80.0	牛肉（もも）	47.8
まあじ	72.4		

[*1]：耳介や足、肘、手などの皮下や痛風発作の初発部位などの関節にできる。結節はしだいに数や大きさを増し、その内容物は尿酸の針状結晶である。進行すると、発作のあった関節にX線像で打ち抜き像を認め、さらに進行すると骨破壊像や骨消失像、関節の亜脱臼などの変化がみられる

1. 24時間以内に、発作の炎症の極期が起こる	6. 片側性の第1中足趾関節炎
2. 1日以上の発作	7. 片側性距骨周囲関節炎
3. 関節炎	8. 痛風結節の疑い
4. 発赤	9. 高尿酸血症
5. 第1中足趾関節の疼痛ないし腫脹	10. 非対称性の関節腫脹
	11. X線像にて骨皮質下囊腫
	12. 関節液細菌培養陰性

図❺b 痛風の典型的臨床所見［日本痛風・核酸代謝学会，ガイドライン改訂委員会（編）：高尿酸血症・痛風の治療ガイドライン 第2版 2012年追補 ダイジェスト版より引用改変］

Q&A 2 痛風の成因は？

　原発性痛風の成因は不明な部分が多いが、一部の痛風患者では尿酸の生産過剰が証明される尿酸過剰生産型と、腎臓からの尿酸排泄が低下している尿酸排泄低下型とがある。しかし、現実には尿酸過剰生産型と尿酸排泄低下型との混合型が多い。原発性痛風の95％までは男性が罹患し、その大部分は30〜60歳で発病するといわれている。女性の罹患は少なく、閉経期以後が大部分である。

　続発性痛風は、いろいろな疾患で認められる。白血病などの血液疾患では、細胞の崩壊が亢進して尿酸が過剰生産になる。CRFにおける高尿酸血症は、腎機能低下によって尿酸が十分に尿中へ排泄できず、体内に蓄積されるために起こる。薬物によるものは、腎（遠位）尿細管からの尿酸の排泄を薬物が阻害するためである。

　診断は、関節液内の尿酸結晶ないし痛風結節内の尿酸結晶を証明することによる。

　痛風の典型的臨床所見を図5bに示す。

Q&A 3 痛風発作は、どこに、どうして起こるの？　検査値は？

　多くは第1趾の中足趾骨関節に突然激痛が起こり、患部は発赤・腫脹する。放置しても炎症は2〜3日間、長くても1週間くらいで軽い落屑を残して治癒する。症例5でも、右第1趾の中足趾骨関節に発作がみられている。

　発作の初発部位は第1趾基関節が最も多く、次に足関節（足背、踵、踝〔くるぶし〕など）であ

り、膝関節や手関節の頻度は低い。

　発作の原因として、高尿酸血症によって組織内へ尿酸塩結晶が析出することが考えられている。ヒトでは尿酸を分解する酵素をもたないため、多核白血球がこの結晶を貧食するが、これを消化できず、白血球が破壊されて炎症が増強される。さらに、補体や免疫グロブリンIgGが関与して白血球のもつ貧食能が高まり、白血球遊走や血管透過性の亢進から組織障害（炎症）が起こるとされている。

　発作時には、発熱、赤沈（ESR）の亢進、末梢血白血球数増加、CRP高値などの一般的な炎症所見を呈する。一般に血清尿酸値は高値を示す。

Q&A 4　尿酸による腎結石と腎障害は、なぜ起こる？

　痛風患者で結石を合併する患者は約25％であり、逆に尿酸結石患者の約25％は痛風であるといわれている。尿酸は、生体内のプリン体や核蛋白代謝に由来するものと、食餌中のプリン含有物に由来している。結石形成の原因には、環境（水質、気候など）や食事、遺伝、職業など多くのものがあるが、<u>尿酸は尿が酸性（pH 5.5以下）に傾くと溶けにくいので、結石ができやすい</u>とされている。

　腎尿細管・間質に尿酸結晶が沈着すると、腎機能障害がしだいに進行し、CRFから尿毒症に至る。また、尿酸による結石も尿路閉塞の一因となり、腎臓に大きな影響を与える。

Q&A 5　プリン体とは？　食事で気をつけることは？

　プリン体とは、プリン環（化学構造）をもつ化合物の総称で、どの細胞にも含まれている生命に必要な物質である。

　ヒトにおいて尿酸は、核酸またはプリン体からキサンチンを経て最終的に尿酸が生成され、大半は腎を経て尿中に排泄される。残りの一部は腸内に排泄され、分解される。

　プリン体の多い食品には、鶏肉（レバー）、干物（まいわし）、いさきの白子、あんこう（肝酒蒸し）、ビール酵母などがある。煮込みや干物では、プリン体が濃縮されて高めになる（表5、図5c）。

- 1日のエネルギー摂取量適正化
- 栄養素のバランス
- プリン体の摂取制限
- 水分の十分な摂取
- 食塩摂取の制限
- アルコールの制限
- 脂質の量と質の適正化

図❺c　高尿酸血症の食事療法の基本

Q&A 6　尿酸値が急に下がっても、なぜ痛風発作が起こるの？

痛風発作は、血清尿酸値の高低に直接反映されるのではなく、血清尿酸値の急激な変動（尿酸値が急激に上昇しても、あるいは急激に低下しても）によって誘発される。したがって、未治療例に対して治療開始当初から大量に尿酸降下薬を投与すると、痛風発作を誘発することになる。

尿酸値が急に低下すると、関節に貯まった尿酸塩の塊が緩んで関節腔に落ち、それが炎症（関節炎）を引き起こすと考えられている。

発作中の尿酸降下薬の新たな投与は、逆に発作の増強や遷延化を来す危険性があるので、注意が必要である。

関節痛がひどくなったという理由で尿酸降下薬を増やして飲まないように指導する。

Q&A 7　高尿酸血症の治療薬は、どのように使うの？

高尿酸血症の治療は、痛風性関節炎発作時の治療と間歇期（疼痛発作が収まっている時期）の治療とに分けられる。

1. 痛風関節炎発作時

特効薬（痛風発作治療薬）として、コルヒチン®がよく用いられてきた。現在では、本剤は痛風発作に先行する予感期にのみ使用している。コルヒチン®には、尿酸排泄作用はみられない。

発作後、極期に達した症例に対しては、NSAIDsの大量・短期衝撃療法を行う。これは発作軽快期の用量（常用量）の3倍量を投与し、発作の疼痛の軽減に応じて常用量に戻す方法である。NSAIDsでは、インドメタシン（インダシン®、インテバン

SP®など)、アセメタシン(ランツジール®)、スリンダク(クリノリル®)、イブプロフェン(ブルフェン®)などが用いられる。

2．間歇期

　血清尿酸値を下げる薬剤(尿酸降下薬)には、尿酸の尿への排泄を促進する尿酸排泄薬(プロベネシド：ベネシッド®、ベンズブロマロン：ユリノーム®など)と、体内での尿酸の生成を抑制する尿酸生成抑制薬(アロプリノール：ザイロリック®、サロベール®、フェブキソスタット：フェブリク®、トピロキソスタット：ウリアデック®など)がある。

　血清尿酸値は7mg/dLを目標とするが、尿酸排泄薬は腎機能の低下している症例には無効か効果が少ないため、尿酸生成抑制薬を用いる。

■ ザイロリック®(アロプリノール、錠：50mg、100mg)

　1日200〜300mg、2〜3回経口投与する。腎機能に応じ、中等度低下で1回50〜100mg、高度低下では1回50mg、血液透析時は1回100mg(週3回透析後)と減量する。

　副作用には、皮膚粘膜眼症候群、中毒性表皮壊死融解症、汎血球減少症などがある。

■ フェブリク®(フェブキソスタット、錠：10mg、20mg、40mg)

　1日1回10mgを経口投与から開始し、必要に応じて徐々に増量する。軽度から中等度の腎障害、肝障害でも、投与量の調整は必要ないとされている。しかし、腎・肝機能には、十分に注意する。フェブリク®には、強力に尿酸低下作用があるため、少量から投与を開始する。また、急激な尿酸値低下による痛風発作に注意する。

■ ウリアデック®(トピロキソスタット、錠：20mg、40mg、60mg)

　1日最大1回20mg、1日2回朝夕より開始、血中尿酸値を確認しながら徐々に増量する。維持：1回60mg、1日2回、最大：1回80mg、1日2回。

　重大な副作用に、肝障害や多形紅斑がある。これらの薬剤は、キサンチンオキシダーゼを阻害することで尿酸の生成を抑制する。

Q&A 8　NSAIDsの作用とおもな副作用は？

　NSAIDsは、アラキドン酸代謝経路において、シクロオキシゲナーゼ(COX)を阻害することによってプロスタグランジン(PG)の産生を抑制して痛みの閾値を上げ、

鎮痛作用を発揮するとされている。

　そのため、PGI2やPGE2による腎血管拡張系が低下し、アンジオテンシンⅡやノルエピネフリンなどの腎血管収縮系が優位になることによって腎動脈が収縮し、腎血流を減少させると考えられる。その結果、腎前性急性腎不全などの腎障害を呈することになる。

　おもな副作用に、下記のようなものがある。

①過敏症
②ショック
③発疹
④過度の体温低下
⑤消化性潰瘍（胃・十二指腸潰瘍）
⑥胃腸出血
⑦悪心・嘔吐
⑧浮腫
⑨尿量減少
⑩腎機能低下
⑪出血傾向
⑫骨髄抑制（汎血球減少症）など

MEMO

胃・十二指腸潰瘍とは？

　胃・十二指腸潰瘍（gastric・duodenal ulcer）は消化性潰瘍（peptic ulcer）とも呼ばれ、胃酸やペプシンによって胃酸が消化されてできる胃壁の欠損をいう。

　胃・十二指腸潰瘍には急性のものもあるが、一般には慢性の潰瘍をいい、高度な場合には下血が持続して貧血を示すことがある。その原因については、全身疾患説や血管梗塞説などが提唱されている。近年は、ピロリ菌の関与が注目されている。

　胃酸やペプシンなどの攻撃因子と、粘液・血流などの防御因子のバランスの崩れ（生体のホメオスターシス）によって生じるとされている。

　吐血や下血などがみられる場合にはショックになることも多く、輸血や輸液などの適切な処置をしないと死に至ることもある。

　現在では内視鏡的止血法が発達し、アルコール注入やレーザー照射で止血できるようになっている。しかし、出血が重症なときや、穿孔した場合などでは手術も必要である。

　軽症の場合には抗コリン薬（ブスコパン®など）を用いる。

　中等症・軽症の場合（腹痛や胃部不快感のみ）には、胃酸分泌を抑制すると同時に胃粘膜の防御機能を強化する。胃酸分泌を抑える薬剤として、H_2ブロッカー（ガスター®、ザンタック®、アシノン®など）やPPI（オメプラール®、タケプロン®、ネキシウム®など）が用いられる。防御因子強化のためには、粘液分泌を刺激するテプレノン（セルベックス®など）、微小循環を改善するスルピリド（ドグマチール®など）を選択する。

胃潰瘍の原因になるピロリ菌とは？除菌法は？

　ピロリ菌とは*Helicobacter pylori*（*H.pylori*）のことで、グラム陰性のらせん状桿菌である。ヒトの胃粘膜にのみ棲息し、胃炎や消化性潰瘍と密接に関連する。また、胃がんの原因ともなるといわれている。

　胃潰瘍の再発を防止する方法として、*H.pylori*の除菌（除去）があり、ランサップ®（タケプロンカプセル、アモリンカプセル、クラリス錠の1日服用分を1シートに包装し、1日2回、7日間内服する）やランピオン®（タケプロンカプセル、アモリンカプセル、フラジール錠の1日服用分を1シートに包装、二次除菌薬に適用。1日2回、7日間内服する）が用いられる。

H.pylori 感染の診断法は？

- **生検組織を使用する方法**
    ①菌の分離培養
    ②組織標本の鏡検
    ③迅速ウレアーゼ試験
- **生検組織を使用しない方法**
    ①血清抗 *H.pylori* 抗体価の測定
    ②尿素呼気試験

H.pylori 感染は歯周病の原因か？

胃に棲みつく *H.pylori* が、歯周病の発症に関係するとは思えないかもしれない。しかし、最近の調査では、歯周病が *H.pylori* 感染によるのではないかとの可能性も出ているようである。したがって、*H.pylori* 陽性患者では歯周病の検査・治療が必要である。

H.pylori は口臭の一因と考えられている。その理由として、胃内のアンモニアの量が多くなることや、*H.pylori* のために口腔内で炎症が起こることが考えられている。

6 虚血性心疾患

Ishemic heart diseases

症例6

歯科医：「これまで、何か大きな病気はありましたか？」
Gさん：「10年ほど前、狭心症で入院したことがあります」
歯科医：「いまは、いかがですか？」
Gさん：「胸の痛みはありませんし、時々かかりつけ医で心電図をとったり、採血をしてもらっています」
歯科医：「そのときに何か異常はみられましたか？」
Gさん：「心電図に異常はありませんでしたが、かかりつけ医は採血で血糖が高いとか、コレステロールがやや高いとか言っていました。よくわかりませんが」

患者：Gさん
68歳、男性

歯科医

おもな検査結果
持参せず。心電図所見は異常なし

薬剤（持ち歩いているもの）
- ニトロペン®舌下錠0.3mg（ニトログリセリン）：頓用（胸痛時、舌下投与）

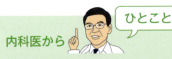

内科医から ひとこと

かかりつけ医から採血で「血糖が高い」、「コレステロールがやや高い」と言われている。糖尿病や脂質異常症の合併がみられないか否かをよく調べる必要がある。

Q&A 1 狭心症と心筋梗塞は、どう違うの？

1．狭心症とは？

　心臓に栄養を送る血管は、大動脈起始部から左冠動脈と右冠動脈に枝分かれする。左冠動脈はただちに左前下行枝と左回旋枝に分かれて栄養を送っている。

　狭心症（Angina pectoris）と心筋梗塞は、ともに"虚血性心疾患"の範疇に入る疾患である。

　狭心症は、心筋が一過性に虚血状態、つまり酸素欠乏に陥ったために起こる心疾患で、労作によって誘導される「労作性狭心症」、安静時に現れる「安静時狭心症」、「労作性兼安静時狭心症」の3つに分けられる。安静時狭心症のうち、発作性に心電図でSTの上昇を伴う場合は"異型狭心症"と呼ばれている。

■ **安定狭心症**

　胸痛発作の強さ・持続時間・頻度・誘因がほぼ一定し、胸痛発作から2ヵ月以上経過して臨床的に安定した時期の状態である。

■ **不安定狭心症**

　冠動脈プラークの破綻と閉塞性血栓の形成によって発症する。

2．心筋梗塞とは？

　心筋梗塞（Myocardial infarction）は、冠動脈の硬化による狭窄部の血栓形成、あるいは冠動脈の収縮による血流の途絶によって心筋に壊死を生じた状態である。閉塞の部位としては、左冠動脈前下行枝、右冠動脈、左冠動脈回旋枝の順に起こるとされている。

Q&A 2 狭心症と心筋梗塞の症状の違いは？

1．狭心症の症状

①胸痛発作：胸骨の下に発作性の激しい痛みや強い圧迫感が出現する。この痛みは、左前胸部や左上肢（腕）に放散することが多い。胸痛は、2～3分間（長くとも5分以内）続くことが多い

②めまいや尿失禁、冷や汗などもみられる

③血圧は上昇することが多い

④心拍数は一般に増加する

2．心筋梗塞

①左前胸部痛、とくに胸骨の下にみられる激しい痛みが特徴である。痛みは、数時間から1日以上続く

②胸部の絞めつけられるような感じや、息がつまるような感じ（圧迫感）を訴えることが多い。しばしば、虚無感や「死の恐怖感」を伴う

③前胸部痛は、しばしば左腕や左肩（手）の方向に放散する。しかし、この痛みに対してニトログリセリン製剤は無効である

④37℃台の発熱が、早ければ発作後4～8時間、通常1～2日後に現れる

⑤血圧の低下や不整脈などのショック症状、冷や汗、悪心、嘔吐、四肢の冷感、尿失禁などの症状がみられる

Q&A 3 狭心症と心筋梗塞の特徴的な心電図所見は？

1．狭心症の心電図所見

◆ 非発作時

正常のことが多い。

◆ 発作時

STの低下、T波の平低下あるいは陰性化がみられる。異型狭心症ではSTの上昇、不安定狭心症ではSTの下降型とSTの上昇型がある。

2．心筋梗塞の心電図所見

◆ 初期

STが上昇し、次いでR波の低下、異常Q（QS）波が出現する。STの上昇は一般に1週間後で消失し、その後、陰性T波（冠性T波）が現れる。

◆ 陳旧性

異常QSまたはQ波と冠性T波が特徴的である。

心電図の各誘導での異常所見から、心筋梗塞の部位をある程度知ることができる（表6）。しかし、非典型的な心電図変化もみられることがあるので、注意が必要である。

表❻ 心電図所見にみる心筋梗塞の部位診断

梗塞部位	誘導	I	II	III	aVR	aVL	aVF	V1	V2	V3	V4	V5	V6
前壁中隔 anteroseptal								○	○	○	○		
側壁 lateral		○				○						○	○
広範前壁（前壁側壁）extensive anterior (anterolateral)		○				○		○	○	○	○	○	○
高位側壁 high lateral		○				○						高位のV5	V6
下壁（横隔膜面、後下壁）Inferior (diaphragmatic, posteroinferior)			○	○			○						
後壁側壁 posterolateral			○	○			○					○	○
純後壁 strictly posterior (posterobasal)								高いRT陽性	高いRT陽性				

6 虚血性心疾患

Q&A 4 胸痛時の治療法は？　その作用は？　副作用・禁忌は？

■ニトロペン®（一般名：ニトログリセリン舌下錠：0.3mg）

舌下錠（0.3mg）。1回1～2錠、頓用、舌下。投与後数分で効果がみられない場合は、1～2錠を追加する。心筋梗塞の痛みに対して、ニトログリセリン製剤は無効であることが多い。**症例6**では、舌下錠を持ち歩いている。

作用機序
冠血管拡張作用、末梢血管拡張による前・後負荷の軽減作用。舌下錠およびスプレー（ミオコール®、ニトロール®）は、速効性である。

副作用
血圧低下、顔面紅潮、熱感。

禁忌
次のような患者には投与しないこと。

重篤な低血圧、心原性ショック、閉塞性隅角緑内障、頭部外傷、脳出血、高度な貧血、シルデナフィル（バイアグラ®）服用中。

狭心症には、バイアスピリン®、メインテート®、ニトロペン®、アダラートCR®、アイトロール®などが用いられる。

虚血性心疾患の検査は？

総コレステロール（TC）、中性脂肪（TG）、HDL-LDL-コレステロール、Lp（a）、尿酸、血糖、HbA1c、尿糖、尿蛋白、血圧などの値を確認する。

図6に、心筋梗塞での代表的臨床検査成績の推移を示す。

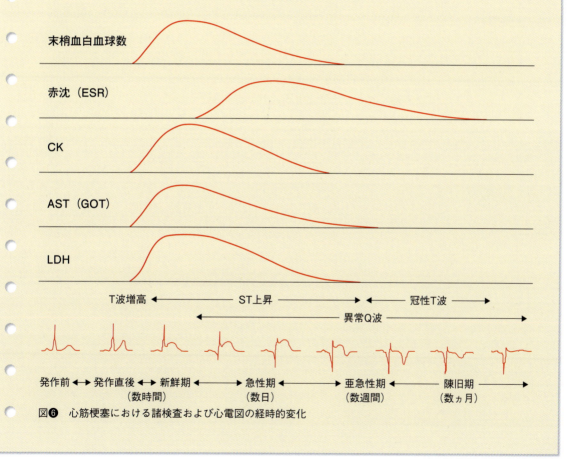

図❻　心筋梗塞における諸検査および心電図の経時的変化

7 脳血管障害

Cerebral vascular diseases

症例7

患者：Hさん
72歳、男性

歯科医：「何か病気をおもちですか？」
Hさん：「5年前、脳梗塞で入院しました」
歯科医：「それはたいへんでしたね。手足に何か障害は残りましたか？」
Hさん：「いいえ。リハビリもしましたが、幸い麻痺は残りませんでした」
歯科医：「ほかに何か病気はありますか？」
Hさん：「はい。糖尿病と脂質異常症といわれています」

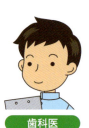

歯科医

おもな検査結果

空腹時血糖（FPG）	160mg/dL
HbA1c	7.2%
血清総コレステロール（TC）	240mg/dL
トリグリセリド（中性脂肪：TG）	150mg/dL
高比重リポ蛋白（HDL）コレステロール	38mg/dL
尿糖定性試験	3（+）
尿蛋白定性試験	（−）
血清尿素窒素（SUN）	16mg/dL
血清クレアチニン（S-Cr）	0.79mg/dL
推算糸球体濾過量（eGFR）	73.6mL/min/1.73㎡

薬剤

- リバロ®2mg錠（ピタバスタチンカルシウム）：1日1回、食後、28日分
- バイアスピリン®100mg錠（アスピリン）：1日1回、28日分

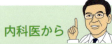

内科医から ひとこと

脳梗塞の既往があるが、現在は麻痺もなく経過している。しかし、糖尿病と脂質異常症があり、それらの管理はともに少し甘いように思われる。血糖やHbA1cの値が食事療法や運動療法でよくならなければ、糖尿病に対する薬物治療が必要である。

Q&A 1 脳卒中ってどんな病気？ 治療法は？

　脳卒中は、一過性脳虚血発作（Transient cerebral ischemia）、脳梗塞（Cerebral infarction）、脳出血（Cerebral hemorrhage）、くも膜下出血（Subarachinoidal hemorrhage）の総称である。

1．一過性脳虚血発作

　突然に起こり数分以内に完成するが、24時間以内に何の後遺症も残さずに症状は消失する。

　診察時は症状が消えていることが多いので、気がつかないことがある。また、他の病気を伴っていることもあり、注意深い問診が必要である。**症例7**では、糖尿病と脂質異常症を指摘され、患者の病識はある。

　発作は繰り返し起こり、脳梗塞の大発作の前兆となることがある。

　内頸動脈（頸部を流れる動脈）では、視力低下（一過性黒内障：眼球には器質的な異常はないが、重度の視力障害が発症する）などがみられる。

　椎骨動脈（脳の底面を流れる動脈）では、めまい、視力低下、言語障害、感覚障害などがみられる。

- ◆ **アテローム硬化を基盤とする場合の治療薬**
  - ■ アスピリン（バイアスピリン®100mg、あるいはバファリン®100mg）
    1日1錠、朝食後
  - ■ 塩酸チクロピジン（パナルジン®100mg）
    1日2～3錠、分2～3
- ◆ **心原性脳梗塞の病型をとる場合の治療薬**
  - ■ ワルファリンカリウム（ワーファリン®1mg）
    1日1～5錠を夕食後 PT-INR（prothrombin time-international Normalized ratio）を測定しながら調節する。

2．脳梗塞（脳血栓・脳塞栓）

　脳梗塞は、脳血管が閉塞し、持続的な脳虚血を起こす疾患である。アテローム血栓性脳梗塞は、頭蓋内外の粥状（おかゆ状物質：アテローム）硬化によるものである。また、凝固線溶系異常などの多くの疾患でも脳梗塞を発症する。

心原性脳塞栓は、心疾患に伴って形成された心臓内血栓（心臓由来の栓子：何らかの塊）が運ばれ、脳動脈に塞栓症を来すことで発症するものである。
　安静時に発生することが多く、症状は段階的に進行する。
　症状は、梗塞の部位によって異なる。おもな症状に、片麻痺やめまい、視力障害、感覚障害、言語障害などがある。
　脳底動脈の完全閉塞や中大脳動脈などの主幹動脈の梗塞では、死に至ることもある。
　無症候性梗塞（ラクナ型）は、脳内の穿通動脈の閉塞によって起こる。脳卒中を併発する高危険因子である。

3．脳出血・くも膜下出血

　脳出血とは、脳内の血管が何らかの原因で破れて脳のなか（大脳、小脳および脳幹）に出血した状態である。症状は脳出血の部位により異なるが、おもな症状は片麻痺である。

　脳出血は一般に脳梗塞よりも重症で、意識障害を起こすことも稀ではない。その際、両方の眼球の位置が病巣側をにらむような"共同偏視"がみられることが多い。

　くも膜は、脳の表面を覆う膜の一つで、外側から硬膜、くも膜、軟膜の順で脳表面に接している。くも膜下出血の原因の多くは、外傷性のものを除くと90%前後は、脳動脈瘤（脳動脈の膨らみ）の破裂である。

　くも膜下出血では、「それまでに経験のないような激しい頭痛」、「バットで殴られたような頭痛」を訴える。大量の出血（脳室内出血・穿破）では、そのまま死に至ることがある。

　高血圧症例では、再発防止のためにカルシウム拮抗薬（CCB）を中心に積極的に降圧する。生活習慣を修正（食事療法、運動療法）するとともに、降圧薬によって140/90mgHg未満とする。症例7のように糖尿病合併例では、130/80mgHg未満にする。

　治療は、脳卒中治療ガイドライン 2015（日本脳卒中学会：協和企画，東京，2015）に従って行われる。

Q&A 2　抗凝固薬・抗血小板薬の休薬期間は？

　歯科診療を希望する患者が、抗凝固薬や抗血小板薬を服薬していることは多い。最

近、その数は増えてきている。それらの患者情報を聞かずして抜歯を行った場合、大出血を起こしたり、あるいは休薬によって血液の過凝固状態となり、脳梗塞を併発したとの事例も報告されている。したがって、十分な問診と注意が必要である。

◆ **抗凝固薬と抜歯**
 ワーファリン®：継続のまま可能（PT-INR が治療域を確認）
 プラザキサ®：継続のまま可能（内服6〜12時間以降を推奨）
 リクシアナ®：継続のまま可能（内服6〜12時間以降を推奨）
 イグザレルト®：継続のまま可能（内服6〜12時間以降を推奨）
 エリキュース®：継続のまま可能（内服6〜12時間以降を推奨）

◆ **抗血小板薬と抜歯**
 バイアスピリン®：継続のまま可能
 パナルジン®：継続のまま可能
 プラビックス®：継続のまま可能
 プレタール®：継続のまま可能
 ペルサンチン®：継続のまま可能
 エパデール®：継続のまま可能
 アンプラーグ®：継続のまま可能
 ドルナー®：継続のまま可能
 オパルモン®：継続のまま可能

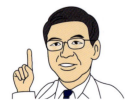

2章
歯科と関連する生活習慣病アラカルト

Question 1 糖尿病患者の歯科治療時に注意すべき点は？

順天堂大学医学部 腎臓内科 合田朋仁

 糖尿病合併症と併発疾患の確認

　多くの糖尿病患者は、全身にさまざまな糖尿病合併症や併存疾患（高血圧、脂質異常症、高尿酸血症、がんなど）を有していることを念頭において診療に当たる。初診時には十分に問診をして、患者のリスク評価および全身状態の確認に努める。患者本人からの問診だけでは不十分と思われる場合には、内科医に診療情報提供の依頼をする。糖尿病合併症では、とくに虚血性心疾患や糖尿病性腎症に注意する。

1．虚血性心疾患（心筋梗塞、狭心症）

　糖尿病患者は虚血性心疾患のハイリスクとなる。このため、ストレスがかかる抜歯（観血的処置）時には、つねにこれらの発症を念頭において診療に当たる。また、心臓とは異なる頸部や背部に出現する症状（疼痛・違和感）であっても虚血性心疾患の可能性があることに留意する。

2．糖尿病性腎症

　糖尿病患者の40～50％は、腎症（腎臓病）を合併している。このことより、腎機能の程度を把握する。とくに、末期腎不全（血液・腹膜透析）患者を含む腎機能低下が進行した患者では、出血傾向にあることを念頭において治療を行う。血液透析患者では、ヘパリンなどの抗凝固薬を透析治療日に使用していることから、観血的治療は透析治療日の翌日に行うことが勧められる。高齢者で血清クレアチニン1 mg/dL以上の場合には、腎機能はすでに低下している可能性が高いと認識し、治療に当たる。

 服薬確認

　抜歯などの観血的処置を受けるために、糖尿病薬や降圧薬、抗凝固薬・抗血小板薬などを指示どおりに服薬あるいは休薬してきたかを治療前に確認する。

1. 糖尿病薬

歯科治療時に緊張やストレスを感じると、血糖値は上昇する。このため、歯科治療後に絶飲食の時間が短く、次の食事摂取に支障がない場合は、注射薬（インスリン、GLP-1作動薬）や経口薬の服薬は普段どおりに行う。しかし、抜歯後などの観血的処置後、しばらくの間、食事できない場合や次の食事直前（5〜6時間空腹）に治療が行われる場合には、低血糖（冷汗、空腹感、手の震え、重症時は意識喪失）を予防するために、注射・経口薬の服薬方法についてあらかじめ内科医と相談する。

また、週1回投与の薬剤［DPP-4阻害薬（経口薬）、GLP-1作動薬（注射薬）］やビグアナイド薬は、観血的処置時には中止・変更を要する場合もある。

一般に、血糖管理が著しく不良な場合（HbA1c 10%以上）には、血糖コントロール後に観血的処置を行うほうが、治療後の感染などを予防するうえでも安全である。

2. 降圧薬

多くの糖尿病患者は、高血圧をはじめとする生活習慣病を併発していることが多い。歯科治療時には緊張している患者も多く、血圧は普段より高くなる。基本的に、降圧薬は歯科治療日も内服して受診するように指導する。

血圧管理不良時に観血的処置（抜歯など）を行うと、その後の止血が困難になる。自動血圧測定器などで処置前に血圧測定を行い、診察室血圧を確認後、処置を行うのが理想的である。歯科医およびメディカルスタッフは、治療前や治療中に患者の緊張を解すことに努め、血圧上昇を予防する。

一般に診察室血圧で140/90mmHg以上の場合には、高血圧と診断される。年齢によっても処置前の適正血圧は異なるが、重度高血圧（180/110mmHg以上）の場合には、血圧コントロールを行ったうえで歯科治療を受けることが望まれる。

3. 抗凝固薬・抗血小板薬

多くの糖尿病患者は、虚血性心疾患や脳梗塞などで通院加療されている。その一次・二次予防として、抗凝固薬や抗血小板薬を服薬している。このため歯科医は患者に、何か血をサラサラにするような薬を服薬していないかを直接確認すると同時に、お薬手帳でも確認する。

観血的処置を行う場合には内科医に連絡をとり、休薬可能か確認する。休薬困難な場合には、入院してヘパリン置換後に処置を行う場合もある。

4. 解熱鎮痛薬

　糖尿病は高齢者に多いことより、腰痛や膝痛のため内科のみならず、整形外科など複数の診療科に通院している可能性が高い。鎮痛薬は整形外科からすでに処方されている場合もあるため、二重投薬（過剰投与）にならないように注意する。

　また、腎機能が低下している患者に非ステロイド性抗炎症薬（NSAIDs）を投与すると、さらに腎機能低下を来す原因となり得る。よって、NSAIDsを処方する場合は、アセトアミノフェンが勧められる。

5. 抗菌薬

　高齢者は潜在的に腎機能低下状態にあることを念頭において、内服薬の処方を行う。腎機能が低下している患者に腎排泄性の抗菌薬を投与する場合には、薬剤の減量が必要になるため、内科医と連携して治療を行う。

歯科医から内科医への診療情報提供書に記載して確認するポイント

- 観血的処置（抜歯など）時における全般的な留意事項（抗凝固薬や抗血小板薬を休薬できるかなど）があるかを確認する。
- 高血圧（家庭・診察室血圧）や糖尿病（HbA1c）のコントロールは良好かを確認する。また、観血的処置（抜歯など）時の内服薬（降圧薬、経口糖尿病薬）の服薬方法についても確認する。その際、内科医に対しては、いつ（何時ごろ）処置を行い、その後、どのくらいの時間、食事ができないかを記載する。
- 高齢者や腎疾患者では、腎機能低下はないかを確認する。
- NSAIDsや抗菌薬を処方する場合、患者の腎・肝機能に応じて減量が必要な薬剤があるので、投与予定薬量を記載する。

2 歯周病以外の糖尿病の合併症とは？

順天堂大学医学部　腎臓内科　合田朋仁

 大血管合併症

　糖尿病固有の合併症ではないが、生命予後に直接かかわる重要な合併症である。糖尿病は、そのリスク因子となる。糖尿病を発症する前段階（予備軍）のときから、全身の動脈硬化はすでに始まっており、進行して血栓で血流が塞がれると、脳・心筋梗塞となる。血糖管理による予防効果は確立されていないが、血圧・脂質管理は、発症予防に有用である。

1．脳卒中（脳梗塞・脳出血）
　糖尿病患者では、脳出血（血管が破れる）より脳梗塞（血管が詰まる）の発症が多い。手足の麻痺・しびれや呂律が回らない、他人の言っていることが理解できない、ものが二重に見える、頭痛など、症状はさまざまである。重症例では、救命できても手足の麻痺や言語障害などの後遺症が残り、日常の QOL は著しく低下する。

2．虚血性心疾患（心筋梗塞、狭心症）
　心筋梗塞を発症すると、胸に激痛や圧迫感が30分以上持続する。胸以外にも肩や背中に痛みが出現する場合もある。通常は激痛であるが、自律神経障害が進行した糖尿病患者では無痛性・無症候性のこともある。脳卒中同様、重症例では早期に適切な治療を行われなければ致死的となる。救命できても、不整脈や心不全などの後遺症が残る場合がある。

3．末梢動脈病変（閉塞性動脈硬化症）
　下肢動脈の血流障害で阻血状態となり、ふくらはぎに疼痛が生じるため、持続歩行が困難となる。少し休息すれば再度歩行は可能（間欠性跛行）になるが、病変の進行に伴い、しだいに持続歩行距離は短くなる。このほか、足の冷感・しびれや足の色が悪いなどの症状を呈する。閉塞性動脈硬化症は、足壊疽の最も多い原因疾患である。

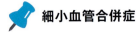 細小血管合併症

糖尿病固有の合併症である。早期からの厳格な血糖管理により、細小血管合併症の発症・進展は抑制できる。

1．糖尿病性腎症

新規透析導入原因で最も多い疾患（約半数）である。初期には自覚症状はないが、進行すると蛋白尿排泄が増加し、全身はむくみやすくなる。末期状態になると、尿毒症症状（頭痛、食欲不振、吐き気、息切れなど）が出現する。

2．糖尿病性網膜症

成人の失明原因としては、緑内障に次いで多い。網膜の血管が閉塞すると、代償性に新生血管が形成される。新生血管は脆いため、出血しやすい。最終的には網膜剥離のため、視力は低下する。

3．糖尿病性神経障害

一般に細小血管合併症のなかでは、最も早期に出現する。

1）感覚・運動神経障害

多発性、左右対称性に四肢末端部から発症し、徐々に上方に進行する。痛み・しびれ・冷感・ほてり感のほか、異常知覚（足の裏のジンジン感、ピリピリ感、灼熱感）が出現し、進行すると感覚鈍麻・無痛覚になる。また、腓腹筋が痙攣すると、こむら返りを呈する。

2）動眼神経麻痺（複視、瞼が閉じない・開かない）、顔面神経麻痺（口をしっかり閉じることができない）

1ヵ所の神経だけが限局的に障害される。急性発症するが、数週から数ヵ月で自然治癒する場合が多い。

3）自律神経障害

起立性低血圧（立ちくらみ・失神）や、めまい、耳鳴り、発汗異常（顔だけ汗をかく。または手足だけ汗をかく）、勃起障害（ED）、胃腸障害（便秘・下痢）、膀胱障害（排尿障害・尿閉）、無自覚低血糖（冷汗などの低血糖症状がないまま昏睡に至る）などを呈する。

その他

1．足壊疽
　血管（血流）障害や神経障害、感染症が複合して発症する。感覚鈍麻や無痛覚のため、靴ずれや深爪、熱傷（やけど）などの発見・治療が遅れる。また、血流障害のために傷も治りにくく、足潰瘍や壊疽になる。軽度と思われるような傷でも悪化しやすい。

2．糖尿病性白内障・緑内障
　糖尿病性白内障は、水晶体が濁るため視界が霞んで見えたり、明るい場所では眩しく感じる。糖尿病性緑内障は、網膜症による新生血管が眼圧を保つ房水を排出する部位を塞いで眼圧を上昇させ、視野・視力が低下する。

3．皮膚病変
　皮膚掻痒症（何もなくても痒い）や潮紅（赤ら顔）、リポイド類壊死症（橙色の斑点、脛に多い）、水疱、浮腫性硬化症（皮膚が厚く硬くなる）、鶏眼（ウオノメ）、胼胝（タコ）、癰（オデキ）、デュピュイトラン拘縮（手のひらに結節ができ、指が曲がって伸ばせない）など、非常に多彩な皮膚病変を呈する。

4．感染症
　免疫機能が低下するため、蜂窩織炎や帯状疱疹、外陰部カンジダ症、足・爪白癬（水虫）、膀胱炎・腎盂炎、風邪・肺炎・肺結核などの感染症を併発しやすくなる。

5．認知症
　脳血管性認知症は、脳卒中が原因で脳の神経細胞が障害され発症する。また、糖尿病患者では、自覚症状がない軽度の梗塞・出血（ラクナ梗塞・微小出血）を繰り返し発症することでも脳血管性認知症を発症し、またアルツハイマー型認知症も発症しやすい。

6．骨粗鬆症
　1型（インスリン依存性）糖尿病では、骨密度が低下して骨折しやすくなる。2型糖尿病では、骨密度は低下しなくても骨強度（骨質）が低下して骨折しやすくなる。

7．がん（大腸がん、肝臓がん、膵がん）
　急に血糖コントロールが不良になった場合には、がんの合併、とくに膵（血糖を低下させるインスリンを分泌する臓器）がんの合併を考慮して、精密検査を行う。

8．生活習慣病
　肥満者が多く、高血圧や脂質異常症、高尿酸血症などを合併していることが多い。

Question 3 なぜ歯周基本治療によって糖尿病が劇的に改善されるケースがあるのか？

東海大学医学部　歯科口腔外科　金子明寛

1. HbA1cとは

　血液中のブドウ糖はヘモグロビンと結合し、糖化ヘモグロビンとなる。糖化ヘモグロビン÷ヘモグロビン量がヘモグロビン A1c（HbA1c）である。血中の糖が多いと、ヘモグロビン A1c は高くなり、その基準値は6.5％以下である。HbA1c 6.5％は、空腹時血糖値126mg/dL および OGTT（75g 経口糖負荷試験）2時間値200mg/dL 以上に対応する[1]。糖尿病は慢性高血糖、臨床症状、家族歴および体重歴などによって診断する。

■ **血糖値および HbA1c の判定基準**
- 随時血糖値が200mg/dL 以上および HbA1c 6.5％以上
- 空腹時血糖値が126mg/dL 以上および HbA1c 6.5％以上
- 75g 経口糖負荷試験：2時間値が200mg/dL 以上

2. 血液中の糖の増加に伴う症状

　高血糖状態の持続は血管障害を引き起こし、細小血管症（網膜症、腎症、神経障害、歯周病）および大血管症（冠動脈疾患、脳梗塞、末梢動脈疾患）を起こす（図1、2）。

　糖尿病が歯周病に影響を与える因子として、高血糖に伴う口腔乾燥により、唾液自浄作用の低下や炎症性サイトカイン IL-1β、TNF-α の産生過剰、過剰な血中ブドウ糖と蛋白結合による終末糖化産物（advanced glycation endproduct：AGE）蓄積増加による歯槽骨吸収増大、多形核白血球の機能以上に伴う殺菌能、貪食能の低下などがある（図3）。

3. 糖尿病と歯周病は相互に負の関係――歯周治療によって血糖コントロールが改善する可能性

　糖尿病診療ガイドライン2016では、以下のステートメントを公表している[2]。
①歯周病は慢性炎症として血糖コントロールに悪影響を及ぼす
②歯周炎の重症度が高いほど血糖コントロールが困難になる

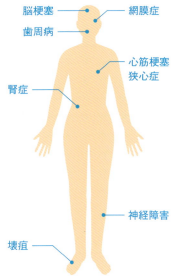

図❶ 糖尿病によるおもな併発疾患

| 網膜症 | 腎症 | 歯周病 |
| 壊疽（糖尿病足病変） | | 脳梗塞、狭心症（動脈硬化性疾患） |

図❷ 高血糖症状による障害

1. 炎症性サイトカインの亢進
   Porphyromonas gingivalis 由来のLPS（リポ多糖）刺激に対して、糖尿病患者の単球は非糖尿病患者と比較して20倍以上のTNF-αを産生し、インスリン抵抗性を起こす
2. 終末糖化物質（advanced glycation endproduct：AGE）蓄積増加による歯槽骨吸収増大
3. 多形核白血球の機能以上に伴う殺菌能、貪食能の低下
4. 高血糖に伴い歯周組織の恒常性の低下

図❸ 糖尿病と歯周病の負の関係

③ 1型糖尿病患者では健常者に比べ歯周病の発生率が高い
④ 2型糖尿病患者ではHbA1cが6.5%以上になると歯周炎の発症、歯槽骨吸収のリスクが高まる
⑤ 糖尿病治療により歯周組織の炎症は改善することがある
⑥ 歯周病は慢性炎症として血糖コントロールに悪影響を及ぼす
⑦ 歯周炎の重症度が高いほど血糖コントロールが困難になる
⑧ 2型糖尿病では歯周治療により血糖が改善する可能性があり推奨される

　高血糖に伴う口腔乾燥により、唾液自浄作用の低下や歯周治療に伴ってインスリン抵抗性を起こすTNF-αの血中・歯周組織濃度が減少する報告があるため、歯周治療により、HbA1cの低下や血糖コントロールが改善する可能性がある[3]。

4．歯周病治療の柱

　糖尿病と歯周病は相互に負の影響があり、歯周組織の炎症の抑制が血糖コントロール改善に必要であるとの報告[4,5]もあり、糖尿病治療において歯周病治療は不可欠なものである（**図4**）。

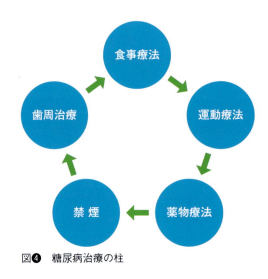

図❹　糖尿病治療の柱

> 教えて富野先生
>
> 糖尿病治療を受けている患者さんでも、HbA1cが8.0％以上の方もいます。患者さんの不摂生でしょうか。糖尿病はコントロールされていると考えてよいですか。
>
> **A** 血糖コントロール目標は、血糖正常化にはHbA1c 6.0％未満、合併症予防7.0％未満、治療強化が困難な場合8.0％未満です。この方は、8.0％以上でありコントロールは不良です。適切な食事・運動療法を指導し、薬物療法を考えてください。

【参考文献】

1) 伊藤千賀子：空腹時と2-hPGの関連と合併症からみたOGTT判定基準．糖尿病，41：A33-A36，1988．
2) 日本糖尿病学会：糖尿病診療ガイドライン2016．南江堂，東京，2016．
3) Engebretson S, kocher T: Evidence that periodontal treatment impoves diabetes outcomes: a systematic review and meta-analysis. J periodontal, 84: 306-311, 2007.
4) Munenaga Y, yamashina T, Tanaka J et al.: Improvement of glycated hemoglobin in Japanese subjects with type 2 diabetes by resolution of periodontal inflammation using adjunct topical antibiotics: resupts from the Hirosihma Study. Diabetes Res Clin Pract, 100: 53-60, 2013.
5) 広島県歯科医師会，Hiroshima Study 実行委員会：Hiroshima Study 結果報告書．http://www.hpda.or.jp/hiroshima_study/hsr.pdf

4 糖尿病と味覚障害は関連があるの？

東海大学医学部　歯科口腔外科　**金子明寛**

1．糖尿病患者では味覚異常の訴えは少ないが、味覚異常を認める症例は多い

　糖尿病患者の味覚障害は、1932年Fox[1]により報告された。糖尿病患者は自覚的に味覚症状を訴えることは少ないが、味覚検査によって味覚異常を認める症例は多い[2]。糖尿病患者における電気味覚閾値の上昇は、下肢などの神経障害や網膜症および腎症などの合併症より早期に出現する[2]。**図1**に、味覚障害の原因と頻度を示す。薬剤性味覚障害が最多で21.7％、亜鉛欠乏性味覚障害14.5％、全身疾患性味覚障害7.5％である。全身疾患性味覚障害の疾患は、腎不全や肝不全、糖尿病および消化器疾患などが挙げられる。味覚障害患者では、血清亜鉛や血清銅の他、糖尿病、肝機能を含めて検査を行うほうがよい（**表1**）。全身疾患性味覚障害の40％に低亜鉛血症が認められる[3]。

　糖尿病では、腎機能障害により亜鉛の尿中排泄が増加する。インスリンは2分子亜鉛を含有しているため、インスリンの合成や分泌に亜鉛が必要である。インスリン受容体の機能維持にも亜鉛は関連している。低亜鉛血症は糖尿病の悪化にも繋がる[4]。

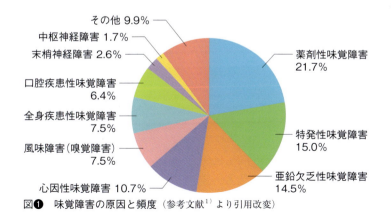

図❶　味覚障害の原因と頻度（参考文献[1]より引用改変）

表❶　味覚障害時の検査

糖尿病検査
・血糖値
・HbA1c
亜鉛欠乏（低亜鉛血症）
・血清アルカリフォスファターゼ
・血清亜鉛検査
・血清銅検査
味覚検査
・濾紙ディスク法
・電気味覚検査
・ソルセイブ法

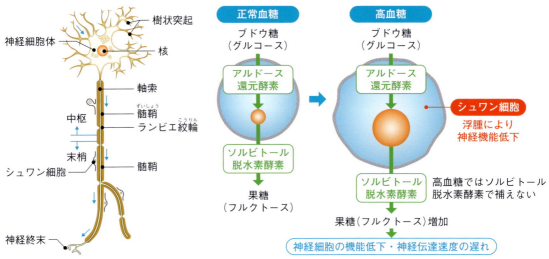

図❷ 高血糖による神経障害。左：神経組織の構造（参考文献5）より引用改変）。右：高血糖による神経障害性味覚障害の機序

2．糖尿病性味覚障害は神経障害＋低亜鉛血症である

1）神経障害性味覚障害の機序

　味覚の支配神経は、舌前2/3が顔面神経の鼓索神経、後方1/3が舌咽神経、舌根部が迷走神経である。甘味や塩味、酸味、苦味およびうま味のいずれも、味蕾の多い舌後方が敏感である。

　正常血糖では、血液中のブドウ糖がアルドース還元酵素によってソルビトールになり、脱水素酵素の働きで果糖になる。高血糖では、アルドース還元酵素が活発に働き、ブドウ糖を次々とソルビトールに変換するが、ソルビトールを果糖に変換するソルビトール脱水素酵素の作用が追いつかず、神経組織内にソルビトールが蓄積する。ソルビトールの過剰蓄積が起こると、細胞内に水が取り込まれて浮腫が生じ、神経細胞の機能の低下や血流の悪化が起こる。神経細胞の機能低下や神経伝達速度の遅れが神経障害性味覚障害に繋がる（図2）。

2）腎機能低下による低亜鉛血症

　糖尿病性腎症では、尿中への亜鉛排出が増加する。亜鉛は、DNA ポリメラーゼ活性に直接関与して DNA 合成機能に影響するとともに、RNA ポリメラーゼ活性にも関与して細胞分裂能や蛋白合成能に関与する。低亜鉛血症は舌乳頭の扁平化など、味覚受容機構の健康な維持を阻害する。

3．血清亜鉛値

　全身の亜鉛量は成人(70kg)で1.5〜3.0gである。筋肉に最も多く存在し、全体の60％、骨に20％、血液は全身亜鉛量の0.3％である。そのうち、赤血球に80％、血清は血液中の20％程度である。血清亜鉛値は日内変動があり、午後は午前の20％低下との報告もある。食事の影響を受けやすく、食後は血清亜鉛値が低い[6]。

　血清亜鉛の基準値は80〜130μg/dLで、亜鉛欠乏症は60μg/dL未満、潜在的亜鉛欠乏症は60〜80μg/dL未満である[7]。

4．糖尿病性味覚障害の治療

　神経障害に対しては、高血糖ではアルドース還元酵素による反応が亢進し、ソルビトールが過剰となる。アルドース還元酵素阻害薬エパルレスタット（キネダック®）は、アルドース還元酵素を特異的に阻害して神経内ソルビトールの蓄積を抑制する。糖尿病性末梢神経障害に伴う自覚症状（しびれ感、疼痛）や振動覚異常、心拍変動異常改善に用いられる。

■ **神経障害に対する処方**
- エパルレスタット（キネダック®）：1回50mg、1日3回、毎食前。

■ **低亜鉛血症に対する処方**
- ポラプレジンク（プロマックD錠75®）：1回75mg、1日2回（朝食後、就寝前）。味覚障害に対して適応外使用。亜鉛含有消化性潰瘍治療薬（防御因子増強薬）で亜鉛含有量は1錠中17mgである。
- ノベルジン®：1回50mg、1日3回、食前1時間以上または食後2時間以上あけて投与。亜鉛含有量50mg錠で亜鉛50mg。低亜鉛血症の適応。亜鉛製剤の長期投与で銅の腸管吸収が阻害され、血清銅の低下もあるので注意が必要である。

【参考文献】

1) Fox AL: The relationship between chemical constitution and taste. Proc natl Acad Sci U.S.A., 18: 115-120, 1932.
2) 川口肇子，村田清高：糖尿病患者における電気味覚閾値とその臨床的意義．日本耳鼻咽喉科学会会報，98：1291-1298，1995．
3) 池田稔：味覚障害——その頻度と対応．JIM．22(7)：517，2012．
4) 坂東浩：糖尿病と亜鉛．治療，87：77-82，2006．
5) 高久史麿，猿田享男，北村惣一郎，福井次矢（監）：六訂版 家庭医学大全科．法研，2010．
6) Wastney ME, et al.: kinetic analysis of zinc metabolism and its regulation in normal humans. Am J Physiol, 251: R398-R408, 1986.
7) 日本臨床栄養学会（編）：亜鉛欠乏症の診療指針2016．http://www.jscn.gr.jp/pdf/aen20170613.pdf

Question 5 平成28年の歯科診療報酬改定に記載された「P処(糖)」とは？

順天堂大学医学部 歯科口腔外科 **篠原光代**

　平成28年4月の歯科診療報酬改定で新たに歯周疾患処置（糖尿病を有する患者に使用する場合）：略称「P処(糖)」（14点）が導入された。これにより医師から診療情報提供を受けた糖尿病患者に対しては特定薬剤（歯科用抗生物質製剤）を用いて、初期から積極的に歯周治療を行うことが可能となった。

P処(糖)が導入された背景

1. 糖尿病と歯周病との関係性

　平成24年度の厚生労働省の調査によると、成人の5～6人に1人は糖尿病あるいは耐糖能異常を有する状態であることが報告されている。糖尿病の合併症としては、網膜症、腎症、神経障害が知られているが、虚血性心疾患、脳梗塞などの動脈硬化性疾患の発症や進行にも関与している。これらの合併症は患者のQOLを低下させるだけでなく医療費の増大にもつながっている。糖尿病患者は1型、2型にかかわらず、健常者よりも有意に歯周病を発症する頻度が高い。血糖コントロールが不良である糖尿病は歯周病を悪化させ、HbA1cが6.5～7.0％あたりから歯周病悪化のリスクが高まり、9.0％を超えると歯周病悪化の十分なリスク因子になると推測されている。逆に慢性炎症性疾患である歯周病はインスリン抵抗性を増大させ、糖尿病自体の血糖コントロールに影響を及ぼすことから、歯周病と糖尿病の両者には相互の関係性があることが知られている。糖尿病患者に歯周治療を行うことは、HbA1cの改善や良好な血糖コントロールの維持に有効であるとされる。

2. 糖尿病患者に対する歯周治療としての抗菌療法の重要性

　糖尿病患者に対する歯周治療ガイドライン2014（日本歯周病学会監修）において、糖尿病患者の歯周基本治療に対しては抗菌療法を積極的に考慮すべきであるとの文言が記載された。とりわけ、糖尿病を合併した広汎型慢性歯周炎、あるいは重度の糖尿病関

連性歯周炎やスケーリング・ルートプレーニング（SRP）で器具の到達が困難と判断される重度歯周炎症例に対しては、推奨されるとした。また、広汎型歯周炎に対する抗菌薬の複合経口投与やテトラサイクリン系あるいはマクロライド系薬剤の局所投与の併用が、有効であるとしている。

以上のことから今回のP処(糖)の導入は、糖尿病と相関が深いとされる歯周病患者に対し、糖尿病の主治医と医療連携を行ったうえで、積極的に抗菌療法を行うことにより、歯周病と糖尿病の改善を図ることを目的としている。

歯周疾患処置（P処）とは？

まずは従来から算定可能である歯周疾患処置「P処(14点)」について述べる。これは歯周疾患の改善を目的として、歯周ポケット内へ特定薬剤を注入した場合に、1口腔を1単位として以下の要領で算定が可能である。

①歯周基本治療後の歯周病検査の結果、期待された臨床症状の改善がみられず、歯周ポケットが4mm以上の部位に、歯周疾患の症状の改善を目的として歯周ポケット内へ特定薬剤を計画的に1ヵ月間注入した場合。

②上記の薬剤注入後、再度の歯周病検査の結果、歯周ポケットが4mm未満に改善されない場合、さらに1ヵ月間特定薬剤注入を行った場合。

③歯周疾患による急性症状時に症状の緩解を目的として、歯周ポケット内に薬剤注入を行った場合。ただしP急発の病名が必要である。

④歯周ポケット内に特定薬剤を注入する場合は、用法用量に従って使用した場合にかぎり、特定薬剤料として別に算定する。

P処(糖)とは？

医科の保険医療機関または医科歯科併設の医療機関の医師からの情報提供（診療情報提供料の様式に準じるもの）を受けた糖尿病を有する患者で、歯周ポケットが4mm以上の歯周病を有する者に対して、歯周基本治療と並行して計画的に1ヵ月間特定薬剤（歯科用抗生物質製剤に限る）の注入を行った場合に、P処と同じ要領で算定が可能である。

P処とP処(糖)は何が違うのか？

P処、P処(糖)ともに、P急発時の歯肉膿瘍(GA)や歯槽膿瘍(AA)の急性症状時に症

状緩和として薬剤の注入を行った場合にも、算定は可能である。しかし、P処は基本的には歯周基本治療が終了したのちの再評価後から薬剤投与が可能となり、算定できる。それに対しP処(糖)は歯周基本治療の終了を待たずして、初期から歯周基本治療（スケーリング、スケーリング・ルートプレーニングまたは歯周ポケット搔爬）と並行して算定できる。またP処は最長2ヵ月間の薬剤の注入期間が限定されているが、P処(糖)ではその期間の制限はない。

注入可能なおもな特定薬剤

P処(糖)で使用できる特定薬剤は以下のとおりである。

- ペリオクリン歯科用軟膏　1シリンジ0.5g：57点（1シリンジ）、118点（2シリンジ）
- ペリオフィール歯科用軟膏　1シリンジ0.5g：36点（1シリンジ）、76点（2シリンジ）
- ヒノポロン、テラコートリル軟膏：0点

このように、厚生労働省が糖尿病を有する歯周病患者への抗菌療法の必要性を認め、P処(糖)が歯科診療報酬として導入されたことは、非常に画期的といえる。今後はこの診療報酬が広く周知されることで、医科歯科連携の推進と新たな糖尿病治療の足がかりとして、歯科医療が発展していくことを期待したい。

【参考文献】
1) 日本歯周病学会（編）：糖尿病患者に対する歯周治療ガイドライン改訂第2版. 医歯薬出版, 東京, 2014.
2) 日本歯周病学会（編）：歯周治療の指針2015. 医歯薬出版, 東京, 2015.
3) お茶の水保険診療研究会（編）：歯科保険請求2017. クインテッセンス出版, 東京, 2017.

6 なぜ高血圧症患者の歯科治療を午前中にお願いするのか？

医療法人社団 生康会 谷本医院　谷本光生

　一般に、高血圧症患者の歯科治療は、午前中が望ましいとされている。その理由として、①血圧の日内変動は、午前中のほうが比較的安定していること、②降圧薬服用のタイミングや効果発現までの時間を考慮した場合、降圧薬服用後の午前中のほうが急激な血圧上昇をきたしにくいと考えられること、③歯科処置後に止血困難などの問題が発生した場合に医療機関へのコンサルトを踏まえ、対処の幅が広がることなどが挙げられる。

　しかし、白衣高血圧や仮面高血圧を含め、血圧の変動には個人差があり、降圧薬の種類や内服方法も個々で異なるため、一人ひとりの病態に応じて総合的に判断する必要がある。

 解説

　高血圧症患者の歯科治療では、血圧が比較的良好にコントロールされている場合（表1）であっても、治療中の体位、患者の不安・緊張、α遮断薬やβ遮断薬などの降圧薬と歯科治療で用いるエピネフリン含有局所麻酔薬との相互作用などにより血圧の変動をきたすことがあるため、血圧変動を意識した治療を行う必要がある（血圧がコントロールされていない場合の歯科治療については、Question 7を参照されたい）。

　血圧の日内変動については、正常血圧者、高血圧症患者ともに起床後上昇し、午前中は比較的安定した値をとり、午後から就寝にかけて徐々に低下した後、睡眠中は覚醒時と比較して10～20％低下するというパターンを示すことが多い（図1a、b）。しかし、高血圧症患者のなかには、白衣高血圧や仮面高血圧（図2）に代表される通常とは異なった日内変動を示す例もあるため、十分な問診と歯科治療開始前の血圧測定が重要と考えられる。

　高血圧症患者において、降圧薬服用のタイミングは朝1回であることが多い。また、降圧薬服用後の効果発現には約1時間かかるため、薬効の観点からは、歯科治療は午前

表❶ 高血圧症患者の降圧目標（参考文献[1]より引用改変）

	診察室血圧	家庭血圧
若年、中年、前期高齢者患者	140/90mmHg 未満	135/85mmHg 未満
後期高齢者患者	150/90mmHg 未満 （忍容性があれば140/90mmHg 未満）	145/85mmHg 未満（目安） （忍容性があれば135/85mmHg 未満）
糖尿病患者	130/80mmHg 未満	125/75mmHg 未満
CKD 患者（蛋白尿陽性）	130/80mmHg 未満	125/75mmHg 未満（目安）
脳血管障害患者 冠動脈疾患患者	140/90mmHg 未満	135/85mmHg 未満（目安）

注：目安で示す診察室血圧と家庭血圧の目標値の差は、診察室血圧140/90mmHg、家庭血圧135/85mmHgが、高血圧の診断基準であることから、この二者の差を当てはめたものである

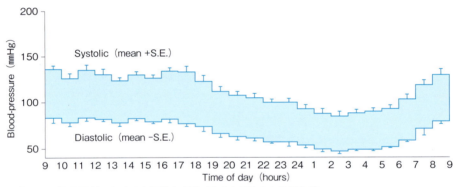

図❶a　正常血圧者における血圧日内変動（参考文献[2]より引用改変）

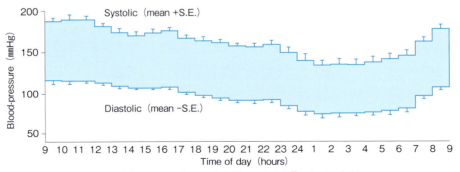

図❶b　未治療高血圧症患者における血圧日内変動（参考文献[2]より引用改変）

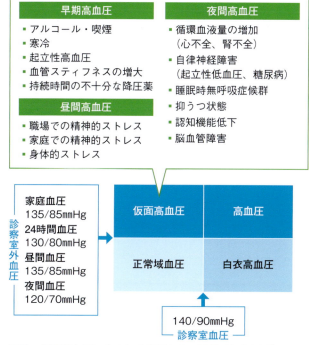

図❷ 仮面高血圧に含まれる病態とその因子（参考文献[1]より引用改変）

中の朝食後1時間が望ましいと考えられている。しかし、患者の病態によっては、異なるクラス（作用機序）の降圧薬を併用している場合や、服薬タイミングが朝・夕2回や朝・昼・夕3回、夕食後や就寝前などさまざまな用法で処方されている場合もあるため、処方内容を確認したうえで歯科治療の時間帯を決定することが望ましい。また、治療当日も降圧薬を服用するよう患者指導し、治療開始前には服用の有無を確認することが重要である。

【参考文献】
1) 日本高血圧学会高血圧治療ガイドライン作成委員会（編）：高血圧治療ガイドライン2014. ライフサイエンス出版，東京，2014.
2) Millar-Craig MW, Bishop CN, Raftery EB: Circadian variation of blood-pressure. Lancet, 1(8068): 795-797, 1978.

Question 7 血圧がコントロールされていない高血圧症患者の歯科治療での対処法は？

順天堂大学医学部　歯科口腔外科　真下貴之

 高血圧症患者の歯科治療は何が危険？

　高血圧症患者は、歯科治療時の急激な血圧上昇により急性臓器障害が生じ、生命に重大な影響を与える危険性がある。これを高血圧緊急症と呼び、高血圧脳症、脳出血、心不全などが相当する。局所的問題としては、観血的処置の際に出血しやすく、止血困難になる危険性がある。

 血圧がコントロールされていない患者が来たら？

1. 重症度の評価

　まず初診時の問診において、高血圧症に対する内科的治療の既往があるか、その他に合併症があるかを確認する。また血圧を測定し、高血圧の重症度を評価する。歯科医院で初めて血圧が高いことを知った患者や高血圧は知っていたが放置していた患者は、治療前に内科へ受診してもらい、血圧のコントロールを依頼する。内科的治療中にもかかわらず収縮期血圧が160mmHg以上あるような患者は、主治医と連携をとり、コントロールの状態について情報を得るべきである。

2. 重症度に応じた対応

　歯科医院に初診で来院する患者は、緊急性の高い主訴であることが多く、初診時から何らかの治療を行う必要があり、必ずしも処置前に内科対診を優先できないケースも多い。そのため、高血圧の重症度とリスクを把握したうえでの適切な対応が求められる（表1）。

■ 低リスク

　Ⅰ度高血圧（140〜159mmHg/90〜99mmHg）の患者は、基礎疾患の合併症がなければ通常の歯科治療が可能である。

表❶ 高血圧症患者のリスクの層別化血圧分類（参考文献[1]より引用改変）

		基礎疾患の合併症なし	脳血管疾患、心筋梗塞、狭心症、慢性腎臓病の合併症あり
Ⅰ度高血圧	収縮期血圧140〜159mmHg または拡張期血圧90〜99mmHg	低リスク	中等リスク
Ⅱ度高血圧	収縮期血圧160〜179mmHg または拡張期血圧100〜109mmHg	中等リスク	高リスク
Ⅲ度高血圧	収縮期血圧≧180mmHg または拡張期血圧≧110mmHg	高リスク	高リスク

■ 中等リスク

Ⅱ度高血圧（160〜179mmHg／100〜109mmHg）の患者は、歯科治療時のリスクがやや高いので、短時間の歯科処置にとどめる。Ⅰ度高血圧症患者でも合併症があるときは、注意が必要である。

■ 高リスク

Ⅱ度高血圧の患者で脳血管障害や心疾患、慢性腎臓病などを合併している場合、あるいはⅢ度高血圧（≧180mmHg／≧110mmHg）の患者は非常にリスクが高いため、観血的処置でなくとも歯科治療は危険である。応急処置にとどめ、早急に内科医への受診を勧めるか、大学病院や病院歯科へ治療を依頼する。

 歯科治療時の注意点

日々の臨床のなかでは、医療連携を行っていたとしても、血圧コントロールが不安定な患者の治療を余儀なくされることがある。その際は、血圧上昇の原因となる不安や緊張といった精神的ストレス、疼痛などの肉体的ストレスに十分配慮して治療することが重要である。

1. 治療は午前中に

血圧の日内変動は午後よりも午前中のほうが比較的安定しているため、午前中の治療が望ましい。また午前中であれば、抜歯後出血の際にも午後に自院での対応が可能である。内服治療中の患者は、降圧薬を朝食後に服用することが多いので、治療日には必ず飲んできてもらう。

2. 確実に局所麻酔を効かせる

患者が最も肉体的ストレスを感じる瞬間は治療中の疼痛である。局所麻酔注射針の穿

刺時の疼痛は、ある程度の疼痛コントロールができるが、治療中の疼痛刺激は局所麻酔を十分に奏効させることでしか回避することができない。

3．アドレナリンの適切な投与量

局所麻酔に含まれる外因性アドレナリンよりも精神的ストレスにより分泌される内因性アドレナリンのほうが血圧上昇に影響があるとされるが、アドレナリンの使用量によっては血圧上昇の要因になり得るため適切な量を把握しておく。一般的に使用される1/8万アドレナリン含有2％キシロカイン1カートリッジ（1.8mL）中にアドレナリンは22.5μg含有している。諸説あるが、40μg程度までは心血管系にほとんど影響を及ぼさないとの報告があるため、Ⅱ度高血圧症患者には2本以内、Ⅲ度高血圧症患者では1本以内の使用が適当である。

4．フェリプレシン含有麻酔薬の使用は補助的に

キシロカイン以外でフェリプレシン含有プロピトカイン（シタネスト－オクタプレシン®）が広く使用されているが、フェリプレシンはアドレナリンと比較して局所血管収縮作用が弱く、抜歯中は出血により視野が悪くなり、抜歯後も止血困難になることがある。また麻酔効果も弱いため、術中の疼痛コントロールが困難になり、逆に苦痛を与えて血圧を上昇させてしまう例も少なくない。まずは適切な量のアドレナリン含有麻酔薬を使用し、追加で麻酔が必要な際に補助的にフェリプレシン含有麻酔薬を使用することを筆者は推奨している。

5．モニタリングと血圧変動に対する適切な対応

処置中は、血圧、脈拍や経皮的動脈血酸素飽和度（SPO_2）を測定することが望ましい。血圧は5分間隔で測定し、治療継続の可否についてつねに注意しておく。収縮期血圧160〜180mmHgの際は要注意であり、いつでも処置を中断できる態勢をとるべきである。収縮期血圧180mmHg以上に上昇した場合はすぐさま処置を中断し、座位または半座位で安静を保ち、血圧が下がり次第、治療を再開する。180/120mmHg以上の状態で、頭痛、めまい、けいれん、嘔吐、意識障害などを伴う場合は、高血圧緊急症が疑われる。119番をするか、緊急対応可能な医療機関に連絡し、指示を仰ぐ必要がある。

【参考文献】
1）日本高血圧学会高血圧治療ガイドライン作成委員会：高血圧治療ガイドライン2014．ライフサイエンス出版，東京，2014．
2）椙山加綱，西田百代：改訂新版 有病高齢者歯科治療のガイドライン 上．クインテッセンス出版，東京，2013．
3）金子 譲，福島和昭，原田 純，嶋田昌彦，一戸達也，丹羽 均：第7版 歯科麻酔学．医歯薬出版，東京，2017．

8 なぜ慢性腎臓病患者は歯周病が悪化しやすいのか？

順天堂大学医学部附属浦安病院　腎・高血圧内科　本田大介

　近年、慢性腎臓病（Chronic kidney disease：CKD）患者において、健常者よりも歯周病の有病率が高い、あるいは重症であることを示す報告がなされている。2005年Saremiら[1]によって、CKDと歯周病の関連性を調べた最初の研究が行われ、CKD患者における歯周病の罹患率は、健常者と比較して有意に高いことが報告された。これは、一般の三大死亡原因が悪性腫瘍、心疾患、脳血管疾患であるのに対して、CKDが進行して末期腎不全（End-stage kidney disease：ESKD）に至った透析患者の死亡原因の第1位が感染症であるように、腎機能低下者は免疫能の低下・低栄養・腎性貧血などにより、易感染性となることがおもな原因の一つである。

　さらに、腎機能の低下によってカルシウム代謝を司るビタミンDの活性化障害がもたらされ、低カルシウム血症を引き起こし、リンの排泄低下に伴って高リン血症となる（CKDに伴う骨ミネラル代謝異常；CKD-mineral and bone disorder：CKD-MBD）。これらが、顎骨を含む全身の骨密度低下や骨代謝回転低下、骨質劣化といった骨病変を引き起こす。歯周病は、プラーク中の歯周病原細菌により誘導される歯周組織の慢性炎症であり、とくに歯周炎は歯槽骨の吸収を特徴とし、CKD-MBDの影響によって高頻度に発症、あるいは重症化すると考えられる[2]。

1．易感染性による影響

　以下のような機序で易感染性がもたらされ、歯周病増悪の一因となる。
① 腎機能障害の進行に伴って、腎臓で産生される造血ホルモンであるエリスロポエチンの分泌低下により貧血が進行し、易感染性の一因となる。
② 2000年にStevinkelら[3]によってmalnutrition, inflammation and atherosclerosis（MIA）症候群という概念が提唱された。これは、透析患者において低栄養や炎症、動脈硬化がそれぞれ密接に関係し合い、生体内伝達物質であるサイトカインを介して相乗的な悪循環に陥り、易感染性をもたらすなど、生命予後に強く関連するというも

のである。

③ 1955年にHumeら[4]がESKD患者の免疫能の低下について報告して以降、数多くの研究がなされてきた。とくに、CKD患者ではリンパ球数の減少やリンパ球の機能低下などの細胞性免疫の低下が報告されており、易感染性の一因となる。

2．CKD-MBDによる影響

CKD-MBDによる歯槽骨の吸収が歯周病増悪の一因となるが、詳細は、次項の「慢性腎臓病患者は歯槽骨の骨量が下がりやすいのはなぜ？」で述べられている。

3．糖尿病性腎症による影響

現在、わが国における血液透析患者の透析導入に至る原疾患の第1位は糖尿病である。2005年にSaremiら[1]によって行われたCKDと歯周病の関連性を調べた最初の研究は、糖尿病患者を対象にした研究であった。透析患者のなかでも、とくに糖尿病性腎症患者では、著明に歯周病が進行しているという報告が、これまでに多くなされている。これは、CKDのみならず、糖尿病によってもさらに歯槽骨の吸収が起きることや、さらなる生体防御機能の低下によって易感染性が助長されること、微小血液循環障害が歯周組織の血行不良を生じるために、健常者よりも歯周病が増悪すると考えられている[5]。

4．唾液量の変化や口腔乾燥の影響

CKD・血液透析患者において、唾液腺の萎縮や変性による唾液分泌の抑制、尿毒症性末梢神経障害・水分摂取制限・透析時の除水による渇中枢の刺激によって生ずる口腔乾燥が、歯周病の罹患率を上昇させると考えられている。糖尿病性腎症を原疾患とする透析患者では、糖尿病の臨床症状の一つとして口腔乾燥があり、さらに歯周病を悪化させる可能性が高い。これらは、糖尿病関連性歯周炎と呼ばれ、通常の慢性歯周炎と比べて歯肉の炎症や歯槽骨吸収が著しく、歯周膿瘍が頻発し、治療を繰り返しても治りにくいという特徴がある[6]。

5．歯石沈着による影響

唾液分泌の抑制や口腔乾燥に加え、CKD-MBDに伴うカルシウム代謝異常による歯石沈着が著しく、歯周病増悪の一因となる。

6．出血傾向による影響

CKD・血液透析患者では、血小板の凝固能や粘着能の低下による出血傾向が認められ、それが歯周病増悪の一因となる。

7．薬剤による影響

　カルシウム拮抗薬（おもに、ニフェジピン製剤）を使用している高血圧症患者や、免疫抑制薬（おもにシクロスポリン製剤）を使用している腎移植患者では、その副作用として歯肉増殖症を発症することがある。また、これらの併用で歯肉増殖症の発症頻度および重症度が増大する。歯肉増殖症の発症頻度は、それぞれ10～30％、および25～30％と報告されている[5]。

　このように、CKD患者は、歯周病やう蝕、口腔乾燥症、歯の萌出遅延、歯髄の石灰化、歯の低形成、唾液腺pHの変化、味覚異常など、口腔内に多くの問題を抱えており、口腔ケアの重要性が指摘されている。今後、腎機能障害・CKDと歯周病の関連性を研究したさらなる報告が望まれる。

【参考文献】

1) Saremi A, Nelson RG, Tulloch-Reid M, et al.: Periodontal disease and mortality in type2 diabetes. Diabetes Care, 28: 27-32, 2005.
2) 岩崎正則, 安細敏弘：歯周病と慢性腎臓尿. 九州歯会誌, 69(3)：47-54, 2015.
3) Stenvinkel P, Heimburger O, Lindholm B, et al.: Are there two types of malnutrition in chronic renal failure? Evidence for relationships between malnutrition, inflammation and atherosclerosis (MIA sundrome). Nephrol Dial Transplant 15: 953-960, 2000.
4) Hume DM, Merrill JP, Miller BF, et al.: Experience with renal homotransplantation in the human: report of nine cases. J Clin Invest, 34: 327-382, 1955.
5) 山崎 諭：歯周病と慢性腎臓病との関連. Prog Med, 30：2815-2818, 2010.
6) 永田俊彦：歯周病の診断, 対策, 治療（腎機能障害患者, 透析患者を含む）. 腎と透析増刊号 糖尿病と腎疾患2015, 78：367-372, 2015.

Question 9 慢性腎臓病患者は歯槽骨の骨量が下がりやすいのはなぜ？

順天堂大学練馬病院　腎高血圧内科　**井尾浩章**

　わが国では2012年日本透析医学会からの「慢性腎臓病に伴う骨・ミネラル代謝異常の診療ガイドライン」[1]のステートメントのなかに、「骨痛、繰り返す病的骨折、骨折治癒の遷延など、治療介入を要する骨症状を有し、その原因をほかの手段によって解明することが困難な場合には骨生検の適用を考慮する」との文言があるが、歯槽骨を含む口腔についての記載は見当たらない。慢性腎臓病患者は歯槽骨の骨量が下がりやすいのかについては、まとまった報告がなく論じにくいため、既報と透析療法患者でみられる歯・口腔病変の経験をもとに概説する。

 ### 透析患者の口腔症状

1. 歯の変化

　これまで透析患者の歯の特徴的変化として、エナメル質の実質欠損（dental erosion）や歯髄内の石灰化の報告がある[2〜4]。慢性腎不全の保存期や透析導入期においては、腎臓病に対する治療が優先されるため、口腔全体が不潔になることが多く、未治療のう歯がみられる。う歯の増加傾向は一般の患者に比べ高いが、その要因として唾液分泌機能の低下に伴う口腔自浄作用の低下や口腔清掃の不良による二次的変化と考えられている。高齢者における歯の喪失は歯周疾患を進行させ、年齢による生理的骨変化や骨粗鬆症などの骨・ミネラル代謝異常（mineral bone disease：MBD）によって、歯を支える骨を脆弱化させると考えられる。

2. 顎骨の変化

　Johnsonら[5]は、慢性腎不全長期透析療法患者のMBDでは、骨膜下吸収、関節周辺骨の吸収および軟組織における石灰化が起こることを報告し、Doyle[6]は骨粗鬆症に類似した骨病変が発症することを報告している。これらの骨病変は二次性副甲状腺機能亢進症により二次的に発症すると考えられ、線維性骨炎型、ビタミンD活性化障害

に基づく骨軟化症型、混合型の3型に分類されている[7]。四肢の長管骨と同様に顎骨においても骨膜下吸収、嚢胞の形成などの骨病変が認められる。歯および顎骨を中心とした顎口腔領域に生じる硬組織の変化については、種々の骨パラメータと比較検討し報告されている[8]。画像診断による評価では、顎骨全体のスリガラス変化や下顎骨下縁の皮質骨幅の狭小化に加え、歯槽骨では歯槽硬線の消失や著しい歯根吸収、根尖部周囲顎骨の嚢胞様変化が生ずることがある。とくに歯科用X線写真やパノラマX線写真による歯槽硬線の消失の程度を指数化した<u>歯槽硬線指数（lumina dura index：LDI）</u>[9]や骨シンチグラフィーによる頭蓋骨や下顎骨などの関心領域への集積の増強が特徴であり、骨代謝機能をよく反映していることが報告されている[10]。LDIや骨シンチグラフィー所見は、副甲状腺摘出手術後の効果判定や客観的指標として有用であると考えられている。MBDに対する臨床検査としては、血清カルシウム、無機リン、ALP、PTH-Cの測定があり、microdensitometry（MD法）やdual energy x-ray absorptiometry（DEXA）による骨密度の測定などの画像診断は、再現性が高いとされている[5〜7]。

3．関節突起の変化

顎関節の形態的変化として、関節突起部表面の骨吸収・平坦化（flattening）・不規則な吸収などの特徴的な変化が起こると報告されている[11〜13]。これらの変化は、広義の顎関節症の誘因となり、咬合不全や顎関節部の疼痛を引き起こすと考えられる。高齢者透析患者においては、これらの変化はさらに促進されると思われるが、長期的な骨変化の観察は困難である。手根管や四肢関節と同様に顎関節にもアミロイドが沈着すると考えられている[14]。

4．顎骨骨髄炎の合併

透析患者の顎骨骨髄炎の感染は細胞性免疫機能の低下が背景にあり、歯性感染症からの移行や口腔内にあきらかな感染源を認めず血行感染によると考えられるものがある[15]。糖尿病性腎不全患者におけるシャント部穿刺時の感染率は、非糖尿病患者より有意に高く、穿刺時の感染兆候は軽度であっても敗血症や遠隔部位への感染を来すことがある[16]。下顎骨大臼歯部は顎骨骨髄炎の好発部位であり、MBDの影響を早期に受けることが考えられ、その理由として下顎骨の血流が上顎骨や他の長幹骨に比べて少ないことに起因すると考えられる。下顎骨の血管支配は下歯槽動脈が主であり、顎動脈より分岐後に急速に細くなり下顎骨に分布する。そのため血流は停滞しやすくなり、いったん炎症が起こると治癒しにくく、さらに腎不全の進行に伴いMBDによる線維性骨炎などの骨異常

や動脈硬化により炎症が拡大しやすいと考えられる[17, 18]。透析医との連携を密にし、骨髄炎発症が考えられた場合には早期に診断と加療を行う必要がある。

透析患者に対する顎口腔領域の合併症に関して、まとまった報告はほとんどなく、既報を参考にさせていただいた[19]。患者個々に状況が異なるため、抜歯などの観血的治療が必要な場合には、透析医との綿密な病診連携による情報交換が必要と思われる。

【参考文献】

1) 日本透析医学会：慢性腎臓病の伴う骨・ミネラル代謝異常の診療ガイドライン．日本透析医学会雑誌，45(4)：301-356，2012．
2) 加藤譲治：腎不全患者における歯科的異常．腎と骨代謝，1：273-285，1988．
3) Hutton CE: Intradental lesions and their reversal in a being treated for end-stage renal disease. Oral Surg, 60: 258-261, 1985.
4) 永田俊彦：歯周病と腎臓病との関連．医学のあゆみ，232(3)：190-193，2010．
5) Johnson C, Benjamin G, Kingsburg CF: Roentogenographic manifestations of chronic renal disease treated by periodic haemodialysis, Am J Roent, 101: 915-926, 1967.
6) Doyle FH: Radiologic assessment of endocrine effects on bone. Radiol Clin North Am, 5: 289-301, 1967.
7) 笠井健司，川口良人：臨床症状と診断，透析患者の骨病変—その見方と考え方．前田貞亮，平沢由平，他(編)，日本メディカルセンター，東京，1986：69-85．
8) 又賀 泉，尾崎守男，加藤譲治，他：透析療法患者における顎骨の変化．北陸中央病院症例の検討．腎と骨代謝，2：223-232，1989．
9) 土持 眞，山中宣男，又賀 泉，他：腎不全透析療法患者における口腔症状その2：歯槽硬線の検討．日本口腔外科学会雑誌，29(11)：1890-1900，1983．
10) 土持 眞，加藤譲治，鈴木正司，他：透析患者における副甲状腺摘出術の効果の骨シンチグラフィーによる検討．腎と骨代謝，1：301-314，1988．
11) Dick R, Jones DM: Temporo-mandibular joint changes in patients undergoing chronic haemodialysis. Clinical Radiol, 24: 27-76, 1973.
12) 角南次郎，三好憲裕：腎性骨異栄養症患者の両側下顎頭に生じた高度変形症の1例．日本顎関節学会雑誌，3(2)：353-358，1991．
13) 田中 彰，又賀 泉，岡田康男，他：顎関節における透析性骨症が疑われた長期透析患者の2例．腎と骨代謝，10：437-442，1997．
14) Marx RE, Cillo Jr JE, Broumand V, et al.: Outcome analysis of mandibular condylalr replacements in tumor and trauma reconstruction: A prospective analysis of 131 cases with long-term follow-up. J Oral Maxillofac Surg, 66: 2515-2523, 2008.
15) 新藤潤一：どうコントロールするか透析患者の感染症．臨床透析，25(1)：99-104，2009．
16) 大平整爾，阿部憲司：ブラッドアクセストラブルの予防と対策．前田貞亮(監)，吉川隆一，中尾俊之，渡邊有三(編)：糖尿病と透析療法 第1版．日本メディカルセンター，東京，1990：238-243．
17) Ogi K, Miyazaki A, Abe M, et al.: A case of extensive mandibular osteomyelitis in a patient receiving hemodialysis. Asian J Oral Maxillofac Surg, 22: 233-237, 2010.
18) Ersoy FF: Osteoporosis in the elderly with chronic kidney disease. Int Urol Nephrol, 39: 321-331, 2007.
19) 又賀 泉：血液透析中患者における顎口腔領域の合併症と歯科治療．日本老年歯科医学会，25(4)：402-405，2011．

10 人工透析後に観血的歯科処置を行ってもよい？

医療法人社団 松和会 池上総合病院 腎臓内科　神田怜生

　維持透析患者では、血小板（凝固）機能低下や体液過剰、易感染性などがあり、出血傾向や創傷治癒の遷延が懸念される。血液透析においては、抗凝固薬としてヘパリンナトリウムを使用していることが多いうえに、末期腎不全の原疾患に糖尿病性腎症や腎硬化症などの全身血管合併症（虚血性心疾患、脳血管疾患、末梢循環障害など）の頻度も高く、抗凝固薬や抗血小板薬を服用している患者も少なくない。以上より、出血の危険性が高いことが想定されるが、わが国において維持透析患者の歯科処置についての検討は十分になされていない。

 維持透析患者の観血的歯科処置前の評価と対策

1．抗凝固薬と抗血小板薬

　抗凝固薬や抗血小板薬の中止による血栓・塞栓症発症の危険性から、日本循環器学会の「循環器疾患における抗凝固・抗血小板療法に関するガイドライン」では、至適治療域にPT-INR値を管理したうえで、抗凝固薬であるワルファリンカリウム内服下での抜歯を推奨している[1]。ワルファリンカリウムの推奨治療域はPT-INR値2.0〜3.0であり、日本人の非弁膜性心房細動患者で70歳以上の高齢者の場合、PT-INR値1.6〜2.6に管理されている。このため、日本人での至適治療域はPT-INR値1.6〜3.0であれば、ワルファリンカリウム継続下で歯科処置が可能と考えられる。

　また、抗血小板薬について同ガイドラインでは、大手術時には、アスピリン、チクロピジン塩酸塩は10〜14日前、クロピドグレル硫酸塩は14日前、シロスタゾールは3日前から中止することが推奨されている。しかし、観血的歯科処置については、抗血小板薬継続下においても重篤な出血性合併症を発症する危険性が少ないことが、「科学的根拠に基づく抗血栓療法患者の抜歯に関するガイドライン」でも提起されている[2]。加えて、透析時使用される抗凝固薬のヘパリンナトリウムは半減期が約0.67時間である

表❶ 抗凝固薬・抗血小板薬の投与中止期間の目安

薬品名	投与中止期間
ヘパリンナトリウム	プロタミンにより中和可
ダルテパリンナトリウム	プロタミンにより中和可
ワルファリンカリウム	5日前。緊急時はビタミンK静注
アスピリン	10〜14日前
チクロピジン塩酸塩	10〜14日前
クロピドグレル硫酸塩	14日前
シロスタゾール	3日前
イコサペント酸エチル	7〜10日前
ベラプロストナトリウム	2〜3日前
リマプロストアルファデクス	1日前
サルポグレラート塩酸塩	1〜2日前
ジピリダモール	1〜2日前
クロピドグレル・アスピリン配合	14日前
プラスグレル	14日前

ため、観血的歯科処置における出血性合併症を発症する危険性は極めて低いと考えられる（**表1**）。

2．透析の時期

　手術に対する透析の時期に明確な基準はないが、体液過剰であれば創部が離開しやすいことは容易に考えられる。腎不全では、血小板機能低下や創傷治癒の遷延、易感染性、体液過剰、電解質異常を来しやすい。そのため、術前に十分な透析と栄養の改善を行い、Dry Weight（体の中の水分が適正な状態）を目標とした体液管理をすることが望ましい。また、出血性合併症を認め、輸血が必要になる可能性も否定できないことを考えれば、透析後の血清カリウムは、4.0mEq/L以下を目標としたほうがよいと思われる（**表2**）。

表❷ 手術前の補正目標値

血清カリウム	3.5〜4.0mEq/L
重炭酸濃度	20mEq/L
ヘモグロビン	10〜11g/dL
血清アルブミン	3.0〜3.5g/dL
Dry Weight	参考値：心胸郭比50％以下（女性は53％以下）時の体重

術前の透析は、手術前日が基本である。

　維持透析患者では、健常腎と比較しても十分な透析を行っていれば、とくに出血傾向を認めることは少ない。観血的歯科処置における出血の原因として、局所の炎症や歯科処置時の周囲組織の損傷、不適切な局所処置が問題となる。急性炎症を伴う場合は、事前に消炎処置を行うことと、炎症性肉芽組織を十分に切除する一方で、処置は低侵襲であることが望ましく、抗菌薬や消炎鎮痛薬による術後の厳格な管理も重要である。また、局所止血方法としては、酸化セルロース綿あるいはゼラチンスポンジなどの止血薬や縫合、圧迫のほか、止血シーネを使用する。

　一方で、4歯以上の多数歯の抜歯や多数歯にわたる難抜歯などで術中・術後出血が中等度になり得る侵襲的な口腔外科手術では、透析医・他科担当医と相談し、プロタミンによるヘパリンの中和や抗凝固薬・抗血小板薬の中止、入院による慎重な出血管理を検討することが望ましい。

【参考文献】
1）日本循環器学会，他：循環器疾患における抗凝固・抗血小板療法に関するガイドライン（2009年改訂版）．http://www.j-circ.or.jp/guideline/pdf/JCS2009_hori_h.pdf
2）日本有病者歯科医療学会，日本口腔外科学会，日本老年歯科医学会（編）：科学的根拠に基づく抗血栓療法患者の抜歯に関するガイドライン 2015年改訂版．学術社，東京，2015．

Question 11 「糖尿病連携手帳」とは？

医療法人社団 生康会　谷本医院　**谷本光生**

　糖尿病連携手帳とは、多職種が連携しながら糖尿病患者を支えることを目的として、日本糖尿病協会が全国の医療機関に無料で配布している手帳のことである。2016年発行の改訂第3版では、歯科記載項目が大幅に拡充されており、歯科連携をより重視したものとなっている。

 解説

　歯周治療による血糖改善効果について、日本糖尿病学会による「糖尿病診療ガイドライン2016」および日本歯周病学会による「糖尿病患者に対する歯周治療ガイドライン改訂第2版」ともに、歯周治療により血糖が改善される可能性があり、推奨されるとされている（ともに推奨グレードB）[1, 2]。糖尿病診療ガイドライン2016では、「メタアナリシスでは解析対象とする文献の相違があるものの、共通して歯周基本治療（主としてスケーリング・ルートプレーニング）の術後にHbA1cが0.38〜0.66％低下することが示されている」、「本ガイドラインでは糖尿病患者への歯周治療を推奨しており、これは日本歯周病学会のガイドラインと見解が一致している」と記載されており、歯科との連携を踏まえたガイドラインとなっている。

　また、2016年の歯科診療報酬改定で、新たに「歯周病処置（糖尿病を有する患者に使用する場合）」[略称：P処（糖）]が収載されたことにより、医科と歯科の連携がより重視されてきている［P処（糖）をレセプト請求する場合には、糖尿病患者の紹介元医療機関名の記載が必要］。P処（糖）の詳細については、本書Question 5を参照されたい。

　今回で改訂第3版となる糖尿病連携手帳（図1）は、野見山崇編集委員長（福岡大学医学部内分泌・代謝内科）を中心とした糖尿病専門医により大幅な改訂が行われ、歯科連携の重要性をより反映したものとなっている。これまで歯科医が記載する歯科情報欄は、歯周病重症度を主とした4項目のみ（図2）であったが、改訂第3版では、14項

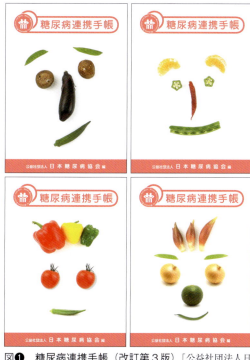

図❶ 糖尿病連携手帳（改訂第3版）[公益社団法人日本糖尿病協会ホームページ（https://www.nittokyo.or.jp/）より転載。図2、3も同様]

図❷ 糖尿病連携手帳歯科情報欄（第2版）

図❸ 糖尿病連携手帳歯科情報欄（改訂第3版）

目まで拡充されている（**図3**）。糖尿病患者が歯科受診する場合や歯科通院中の患者が糖尿病と診断された場合には、糖尿病連携手帳を有効に活用し、多職種連携を図ることが望まれる。

【参考文献】
1）日本糖尿病学会（編）：糖尿病診療ガイドライン2016．南江堂，東京，2016．
2）日本歯周病学会（編）：糖尿病患者に対する歯周治療ガイドライン 改訂第2版．医歯薬出版，東京，2015．

Question 12 抗血小板薬・抗凝固薬服用患者への歯科治療時の注意点は？

順天堂大学医学部附属静岡病院　腎臓内科　**清水芳男**

 抗血小板薬・抗凝固薬とは？

抗血小板薬・抗凝固薬は、血管内での血栓形成を抑制する抗血栓薬である。

1. 歯科治療における抗血小板薬・抗凝固薬の位置づけ

歯科治療用薬剤として用いられるのではなく、同薬を内服中患者の治療において、適切な扱いを求められるものである。

2. 抗血小板薬と抗凝固薬の使い分け

血流の速い動脈での血栓形成は、血小板の活性化がおもな原因であるため、動脈内血栓の抑制には抗血小板薬が使用される。一方、流速の遅い心房内や静脈内での血栓症予防には、抗凝固薬が投与される。

3. 抗血小板薬の種類・適応

現在、上市されているおもな抗血小板薬は、アスピリン（バイアスピリン®）、クロピドグレル（プラビックス®）、チクロピジン（パナルジン®）、シロスタゾール（プレタール®）、プラスグレル（エフィエント®）の5種類である。

■虚血性冠動脈疾患

急性冠症候群（acute coronary syndrome：ACS）は非ST上昇型ACS/不安定狭心症（unstable angina pectoris：UAP）、ST上昇型ACS、虚血性心臓突然死に分類され、冠動脈プラークの破綻やびらん、それに引き続く血栓形成による冠動脈閉塞が原因である。

虚血性心疾患における抗血栓療法の目的は、①安定虚血性心疾患のACS発症防止、②ACSに対する治療、③冠動脈インターベンション（percutaneous coronary intervention：PCI）後の血栓予防（2次予防）である[1]。歯科治療で問題となるのは、①および③の治療を受けている患者と考えられる（**表1**）。

表❶ 虚血性心疾患における抗血栓療法の目的

①安定虚血性心疾患の ACS 発症防止	ACS の既往がない慢性安定虚血性疾患患者に対する ACS 予防薬として、アスピリンの少量投与が行われる。クロピドグレルは、アスピリン不耐症例にかぎり投与を検討すべきとされている[1,2]
③PCI 後の ACS 2 次予防	現在の PCI では、薬剤溶出ステント（drug-eluting stent：DES）の使用が大半を占めている。冠動脈疾患に対する DES 植え込み後の患者には、ステント血栓症の予防のため、アスピリン＋チエノピリジン系（クロピドグレル、プラスグレル、チクロピジン）併用の DAPT（dual antiplatelet therapy）が標準治療となっている。しかし、チクロピジンは副作用の点から、あまり用いられなくなっている。DAPT の継続期間は、12ヵ月以上が推奨されているが、出血およびステント血栓症リスクに応じて主治医の判断に任されている。DAPT 終了後は、アスピリンが永続的に投与される[3]

■ 非心原性脳梗塞

血小板活性化によって動脈で生じるアテローム血栓性脳梗塞・ラクナ梗塞などの非心原性脳梗塞では、アスピリンないしクロピドグレルが使用される。一般的にハイリスク患者に対しては、クロピドグレルが使われる。チクロピジンは副作用の点から、使用例は減少している。シロスタゾールは血管拡張効果を有し、ラクナ梗塞で効果が高いため、頭蓋内血管狭窄や細動脈硬化を有する症例に効果的であるとされている[4]。

4．抗凝固薬の種類と適応

市販されているおもな抗凝固薬は、ワルファリン（ワーファリン®）と直接経口抗凝固薬（DOAC）のダビガトラン（プラザキサ®）、リバーロキサバン（イグザレルト®）、アピキサバン（エリキュース®）、エドキサバン（リクシアナ®）である。

■ 心原性脳梗塞

心原性脳梗塞は、不整脈（心房細動）で血液がうっ滞している心房内などのシェアストレスが低い環境で凝固因子が活性化して生じるため、その予防には抗凝固薬が用いられる。CHADS$_2$スコア（表2）2 点以上の非弁膜性心房細動患者には、これまでワルファリン治療を行うことが推奨されていた。近年、DOAC が上市され、CHADS$_2$スコア 1 点でダビガトラン、アピキサバンが推奨、リバーロキサバン、エドキサバンが考慮可となり、2 点以上の場合はすべての DOAC が推奨となった[5,6]。頭蓋内出血のリスクがワルファリンに比べて低いため、同等レベル以上の適応がある場合には DOAC がワルファリンよりも望ましいとされる[6]。

表❷ CHADS₂スコア（心房細動患者における脳梗塞発症リスクを評価するスコアで、各評価項目の点数を加算する）

C	congestive heart failure／LV dysfunction（心不全／左室機能不全）	1点
H	hypertension（高血圧）	1点
A	age ≧75yr（年齢75歳以上）	1点
D	diabetes mellitus（糖尿病）	1点
S	stroke／TIA（脳卒中、一過性脳虚血発作）	2点

　DOACは現在4種が市販されているが、それぞれに特徴を有するため、患者の脳梗塞発症リスクや出血リスク、腎機能、アドヒアランスなどを考慮して選択される。リウマチ性僧帽弁膜症・人工弁置換後（弁膜症性心房細動）では、ワルファリンが推奨されている[6]。

抗血小板薬・抗凝固薬を服用中の患者に対する歯科治療の実際

　過去には歯科治療、とくに抜歯の際に抗血小板薬・抗凝固薬を継続するか、休薬するかについては、出血のリスクを考えて経験的に休薬がなされていた。しかしながら、抗血栓薬の中断による血栓症の頻度が意外に高く、かつ重篤であることが判明し、抗血栓薬を投与する循環器医師側および歯科医師側のそれぞれからガイドラインが作成された（表3）[5, 7]。抜歯などの止血が比較的容易な処置に関しては休薬を行わず、止血が困難な処置・手術では休薬および後述のヘパリンブリッジを行う（表4）。

1．抗血小板薬を服用している場合
1）抜歯などの術後出血に対応が可能な手術[7]
　単剤内服の場合は抗血小板薬継続で手術を行う。DAPTの場合は抗血小板薬継続で手術を行う（アスピリン＋クロピドグレルで、ガーゼを噛む圧迫止血での出血率66.7％、アスピリン＋プラスグレルはガイドライン記載なし。出血リスクは高いと推測される）。
2）術後出血の対応が困難な手術[5]
　単剤・DAPTいずれの場合も休薬＋脱水の回避＋輸液＋ヘパリンブリッジの考慮（処方医との連携が望ましい）。

表❸　抗血小板薬・抗凝固薬服用中の患者に対する処置。体表の小手術で、術後出血に対応が容易なもの（抜歯・白内障手術・ペースメーカー植え込み術を含む）[参考文献5, 7) より引用改変]

抗血小板薬	継続	
ワルファリン	継続	抜歯前24時間以内、少なくとも72時間前にPT-INRを測定し、PT-INR<3.0を確認し、ワルファリン継続下で抜歯。抗血小板薬併用例でも両薬剤を継続して抜歯
DOAC、NOAC※1	継続	

※1：NOAC（非ビタミンK拮抗系経口抗凝固薬）

表❹　術後出血の対応が困難な手術（大手術）[参考文献7) より引用改変]

抗血小板薬	アスピリン	7〜14日休薬	同時に脱水の回避、輸液、ヘパリンブリッジの考慮
	チクロピジン クロピドグレル	7〜14日休薬	
	シロスタゾール	3日休薬	
ワルファリン	3〜5日休薬＋ヘパリンブリッジ		
DOAC、NOAC	ダビガトラン	Ccr>50mL/min	1〜2日休薬
		30〜49mL/min	2〜4日休薬、中止12時間後よりヘパリンブリッジ
	リバーロキサバン	24時間以上休薬＋ヘパリンブリッジ	
	アピキサバン	24〜48時間休薬＋ヘパリンブリッジ	

2．抗凝固薬を服用している場合

1）抜歯などの術後出血に対応が可能な手術[7]

　DOACを継続で行う。ワルファリンは抜歯前24時間以内（少なくとも72時間以内）にPT-INR 3.0未満を確認し、継続する。

2）術後出血の対応が困難な手術[5]

　ワルファリンは3〜5日休薬し、ヘパリンブリッジを行う。

■ DOAC

- ダビガトラン：クレアチニンクリアランス(Ccr) 50mL/min未満では1〜2日、30〜49mL/minでは2〜4日休薬する。内服中止12時間後よりヘパリンブリッジを行う
- リバーロキサバン：24時間以上休薬し、ヘパリンブリッジを行う
- アピキサバン：24〜48時間休薬し、ヘパリンブリッジを行う

エドキサバンは、半減期が9〜11時間と短く、他のDOACと同様の扱いでよいと考えられるが、ガイドラインに記載がないため、処方医と相談する必要がある。

3）DOACを休薬する際の注意点[6]

リバーロキサバン、エドキサバンは1日1回投与のため、手術の1〜2日前の朝から中止する。ダビガトラン、アピキサバンは1日2回投与のため、手術の1〜2日前の夕から中止する。

4）ヘパリンブリッジの方法

抗凝固薬（ワルファリン、DOAC）を中止し、半減期の短いヘパリンへ変更する。ヘパリン（1.0〜2.5万単位／日程度）を静注または皮下注し、活性化部分トロンボ時間（APTT）が正常対照値の1.5〜2.5倍に延長するようにヘパリンの投与量を調節する。手術4〜6時間前からヘパリンを中止するか、手術直前に硫酸プロタミンでヘパリンの効果を中和する。いずれの場合も手術直前にAPTTを確認して手術に臨むことが大切である。

術後は、可及的すみやかにヘパリンを再開する。病態が安定したら抗凝固薬を再開する。ワルファリンの場合は、PT-INRが治療域に入ったらヘパリンを中止する[2,5]。

術中は、抗血栓薬が投与されないので、血栓・塞栓症の発症を完全に抑制することは不可能なため、十分な説明に基づく同意を得て、抗血栓薬の中止と観血的処置を行うべきである[7]。

【参考文献】

1）角田 等，小川久雄：虚血性心疾患に対する抗血栓療法．心臓，41：975-981，2009．
2）佐藤倫子，矢坂正弘：周術期抗血栓療法．診断と治療，104：585-590，2016．
3）中川義久：冠疾患患者における抗血小板療法と抗凝固療法．冠疾患誌，23：117-119，2017．
4）日本脳卒中学会 脳卒中ガイドライン［追補2017］委員会：脳卒中治療ガイドライン2015［追補2017］．
　　http://www.jsts.gr.jp/img/guideline2015_tuiho2017.pdf
5）循環器病の診断と治療に関するガイドライン研究班：心房細動治療（薬物）ガイドライン（2013年改訂版）．
　　http://www.j-circ.or.jp/guideline/pdf/JCS2013_inoue_h.pdf
6）大木貴博：看護に生かすNOACささっと比較帳．Heart Nursing，29：84-93，2016．
7）日本有病者歯科医療学会，日本口腔外科学会，日本老年歯科医学会：科学的根拠に基づく抗血栓療法患者の抜歯に関するガイドライン．学術社，東京，2015．

13 なぜ肥満が歯周病を悪化させるのか？

医療法人社団 松和会 池上総合病院 腎臓内科　関 卓人

　肥満であるかどうかは体脂肪量によるが、肥満の指標として Body Mass Index（BMI）が広く用いられている。WHO による肥満の判定基準は BMI 30以上であるが、日本では BMI 25以上を肥満としている。

　飲酒や喫煙をはじめとするさまざまな好ましくない生活習慣の持続が、歯周病の発症と関連していることは周知の事実である。とくに、糖尿病の第6番目の合併症が歯周病であるといわれているように、糖尿病と歯周病には相互関係がある。肥満は糖尿病の原因となるが、血糖値とは関連なく肥満も歯周病の原因になると報告されている。

 ### 肥満と歯周病との関連性

　1977年に、肥満高血圧モデルラットを用いた動物実験で、肥満と歯周病には関連性があると報告された[1]。1998年、Saito ら[2]がヒトにおける肥満と歯周病に関する報告を行った。その報告では、BMI が上昇すると歯周病の相対危険度は増加し、体脂肪率が5％増すと、歯周病の相対危険度は1.3倍に増えたと述べている。さらに、HDL コレステロール値が60mg/dL 未満では歯周病が多く認められた。しかし、血糖値や HbA1c 値とは相関しておらず、これらの結果は糖尿病が誘因ではなく、肥満が歯周病の独立したリスクになることを示唆している。

 ### 肥満が歯周病を悪化させるメカニズム

　肥満が歯周病を悪化させるメカニズムについては十分に解明されていないが、免疫機能の低下が要因であると思われる。脂肪細胞から分泌される生理活性蛋白質は、アディポサイトカインと呼ばれ、tumor necrosis factor-α（TNF-α）やビスファチン、レプチン、アディポネクチンなどが含まれている（図1）。アディポサイトカインは、インスリン抵抗性や動脈硬化にかかわり、炎症や組織の修復にも関連しているため、歯周

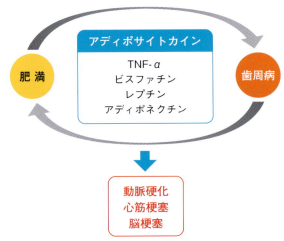

図❶　肥満が歯周病を悪化させるメカニズム

病の原因となる可能性が挙げられている。

　脂肪組織から産生されるTNF-αは歯周組織局所の炎症にかかわるが、13～24歳までの肥満状態の32人を対象とした歯肉溝滲出液中のTNF-α量を測定した研究が、報告されている[3]。この研究では、BMIが40以上になるとTNF-α量とBMIに有意な相関が認められた。また、歯肉溝が正常な群と比較すると、TNF-α量はBMIと有意な相関がみられた。これらの結果は、若年者においてBMIの増加が歯肉溝滲出液中のTNF-α増加に関与し、将来的に歯周病へと繋がることを示唆している。また、ビスファチンも肥満状態では血中濃度が上昇し、歯肉溝滲出液中のビスファチン量も上昇していたが、歯周病の治療を行うと歯肉溝滲出液中のビスファチン量は低下したことが報告されている[3]。

　一方、肥満組織からはTNF-α以外にレプチンも産生される。レプチンは、おもに視床下部に存在する満腹中枢のレプチン受容体を介して食欲を抑制し、末梢ではエネルギーの産生を促進させることによって体重減少を来すといった作用を有している。また、レプチンは炎症性サイトカインとしての作用ももっており、免疫系に対しても作用すると考えられている。

　Thanakunら[4]が行った、肥満と口腔疾患の関連についての研究では、肥満と重度

の歯周病に相関が認められた。BMIが上昇すると、アディポネクチンは減少しレプチンは上昇した。多変量解析では、肥満は口腔疾患や重度の歯周病、アディポネクチン・レプチン濃度との相関がみられた。アディポネクチンは、肥満細胞から産生される蛋白質で、肥満などによりアディポネクチンが低下することで耐糖能障害・脂質代謝異常・高血圧を生じる可能性が示唆されている。さらに、アディポネクチンは血管内皮細胞や炎症細胞に作用することから、歯周病にアディポネクチンがかかわっている可能性がある。さらに、歯周病の治療により血中レプチンが低下したという報告もある。

　肥満を改善することは、歯周病のリスクを減少させ、歯周病の進行を抑制すると思われる。さらに、歯周病がメタボリックシンドロームを悪化させる可能性を示したコホート研究も報告されている[5]。歯周病治療によってアディポサイトカインが改善したという報告もあるため、歯周病治療はメタボリックシンドロームの悪化を抑制し、心筋梗塞や脳梗塞の原因となる動脈硬化の進行予防になると思われる。

【参考文献】

1) Perlstein MI, Bissada NF: Influence of obesity and hypertension on the severity of periodontitis in rats. Oral Surg Oral Med Oral Pathol, 43(5): 707-719, 1977.
2) Saito T, Shimazaki Y, Sakamoto M: Obesity and periodontitis. N Engl J Med, 339(7): 482-483, 1998.
3) Lundin M, Yucel-Lindberg T, et al.: Correlation between TNFalpha in gingival crevicular fluid and body mass index in obese subjects. Acta Odontol Scand, 62(5): 273-277, 2004.
4) Thanakun S, Pornprasertsuk-Damrongsri S, Izumi Y: Increased oral inflammation, leukocytes, and leptin, and lower adiponectin in overweight or obesity. Oral Dis, 23(7): 956-965, 2017.
5) Morita T, Yamazaki Y, et al.: A cohort study on the association between periodontal disease and the development of metabolic syndrome. J Periodontol, 81(4): 512-519, 2010.

Question 14 痛風患者の歯科治療時に注意してほしい点は？

順天堂大学医学部附属静岡病院　腎臓内科　**清水芳男**

 痛風とは？

　痛風は、関節内に形成された尿酸塩結晶によって生じる関節炎を主徴とする疾患である。わが国の有病率は0.51％（男性だけでは1.1％）であるが、最近増加している[1]。

1．おもな症状

　拇趾中足趾節（MTP）関節などに生じる急性関節炎がおもな症状で、痛風発作と呼ばれる。急性では単関節炎で発症し、強い疼痛・発赤・腫脹を伴う。疼痛は24時間以内にピークに達し、関節炎は3～14日以内に改善する。関節炎消退後、無症状の状態（間欠期）となる。未治療では発作の頻度・持続時間が増し、罹患関節数も増加する。10年以上経過すると間欠期が消失して慢性痛風関節炎となり、痛風結節を生じる[1]。

2．原因

　持続する高尿酸血症が主因である。尿酸はプリン代謝の最終産物であり、血清尿酸値の上昇は遺伝的要因と環境要因によって生じる。環境要因としては肥満、ビールや蒸留酒、肉類、魚介類、砂糖入りソフトドリンクなどの過剰摂取、薬剤（利尿薬、抗結核薬、免疫抑制薬など）が関連するとされている[1,2]。

3．治療

　痛風発作の治療薬には、非ステロイド性抗炎症薬（NSAIDs）、グルココルチコイド、コルヒチンがあり、NSAIDsは合併症がない場合の第一選択薬である。発作の再発を抑えるため、生活習慣の改善および尿酸降下薬による高尿酸血症の治療を行う。治療薬として、尿酸産生抑制薬（アロプリノール、フェブキソスタット、トピロキソスタット）と尿酸排泄促進薬（ベンズブロマロン、プロベネシドなど）が投与される[1]。

4．合併症

　腎機能低下（慢性腎臓病：CKD）、尿路結石症、高血圧、脂質異常症、メタボリック

症候群、冠動脈疾患（狭心症・心筋梗塞）、脳血管疾患（脳出血・脳梗塞）、2型糖尿病、脳卒中の合併頻度が高い[1,2]。

痛風患者を診療する際の歯科での注意点

1．痛風・高尿酸血症と直接関連する歯科疾患

唾液中の尿酸濃度は血液中のそれと有意な相関関係があり、長期間口腔清掃が行われなかった場合には歯石中に尿酸が含まれるとの報告がある。高尿酸血症と口腔が不衛生な状態で酸性状態が持続した場合には、歯石の原因となる可能性がある[3]。

顎関節に痛風結節が生じ、開口障害を来したとの報告があるが、顎関節障害では尿酸塩沈着症によりもピロリン酸塩沈着症のほうが多い[4~6]。

2．合併症への歯科での対応

■心・脳血管疾患

痛風患者は合併症を抱えていることが多く、診療中や直後に、生命にかかわる心血管疾患・脳血管疾患などを発症するリスクがある。胸痛や呼吸困難、意識障害、麻痺などの症状が現れた場合には、ただちに治療を中止し、対応可能な施設へ搬送する。

心・脳血管疾患の治療を受けている患者は、アスピリンやチエノリジン系、ワルファリン、ダビガトラン、第Xa因子阻害薬などの抗血小板薬・抗凝固薬を内服していることが多い。抜歯などの観血的処置を行う場合は、出血のリスクについて考慮する必要がある。これまで経験的に行われてきた休薬は、血栓症のリスクを高める。この問題に対し、「科学的根拠に基づく抗血栓療法の患者の抜歯に関するガイドライン 2015年改訂版」が作成された。本ガイドラインでは、原則的に抗血小板薬・抗凝固薬を休薬する必要はなく、これらの薬剤を使用中であっても、術後のNSAIDsおよび抗菌薬投与を行うことが推奨されている[7]。ただし、侵襲の程度や患者の状態によって推奨される処置が異なるため、患者の治療については術前にガイドラインを参照すべきである[3]。

■CKD

CKDを合併している患者の場合は、非ステロイド性抗炎症薬（NSAIDs）と抗菌薬への配慮が必要である。問診でCKDの治療中と判明したら、主治医と連絡をとって腎機能および薬剤の投与量について問い合わせる。

CKDの判断がつかない場合には、NSAIDsの投与は急性腎障害（AKI）発症およびCKDステージの増悪に繋がるため、可能なかぎり処方を避けるべきである。NSAIDs

の代用薬として、アセトアミノフェン（カロナール®）が推奨される。十分な鎮痛効果を得るためのアセトアミノフェンの1回投与量は、400mgを目安に適宜増減する。非麻薬性鎮痛薬のトラマドールとアセトアミノフェンの合剤（トラムセット®）は抜歯後疼痛の鎮痛に対して保険適応があり、1回2錠まで（最大8錠）の投与とし、腎障害は少ないと期待される（CCr 50mL/分未満では[8] 1回1錠、1日2回まで。透析では1回1錠、1日1回まで）。

　抗菌薬については、「JAID/JSC 感染症治療ガイドライン2016―歯性感染症―」にて、軽症〜中等症で推奨されている AMPC（アモキシシリン）、CLDM（クリンダマイシン）、AZM（アジスロマイシン）、CAM（クラリスロマイシン）は、短期間であれば常用量で差し支えない。重症で使用されるカルバペネム系やニューキノロン系の抗菌薬は、腎機能によって投与量の調節が必要である[8, 9]。

■ 痛風治療薬・尿酸降下薬との相互作用

　尿酸産生抑制薬のアロプリノールは、稀に皮膚粘膜眼症候群（Stevens-Johnson 症候群）などの重症薬疹の原因となり、抗菌薬のアンピシリンとの併用で頻度が上昇する[10]。尿酸排泄促進薬のベンズブロマロン、プロベネシドは、ワルファリンの作用を増強させるため、両者併用の患者では出血のリスクが高くなる。その他、ペニシリン系、セファロスポリン系などの抗菌薬の排泄遅延作用により、半減期の延長や AUC（area under curve）の増加が生じるため、同薬処方時には減量が必要になることがある[10]。

【参考文献】
1）谷口敦夫，瀬戸洋平：病気のはなし 痛風．検査と技術，45：602-608，2017．
2）Dalbeth N, Stamp LK: Gout. Lancet, 336: 2039-2052, 2016.
3）木村勝年，山口 晃，柴崎浩一：唾液中の尿酸濃度に関する研究．日本口腔科学会雑誌，58(3)：114-119，2009．
4）宮島 久，本柳智樹，大野 敬，大野朝也，斎藤武郎：開口障害をきたした顎関節部痛風結節の1例．日本口腔科学会雑誌，39(9)：1002-1004，1993．
5）山本哲彰，宮本郁也，石川文隆，山下善弘，山内健介，高橋 哲：顎関節下関節腔に生じた偽痛風の1例．日本口腔外科学会雑誌，57(11)：601-605，2011．
6）中川洋一，下田信治，石井久子，川崎堅三，石橋克穫：顎関節結晶沈着症の診断とそのプロセス．日本顎関節学会雑誌，13(2)：282-290，2001．
7）日本有病者歯科医療学会，日本口腔外科学会，日本老年歯科学会（編）：科学的根拠に基づく抗血栓療法の患者の抜歯に関するガイドライン 2015年改訂版．学術社，東京，2015．
8）日本腎臓学会（編）：CKD診療ガイド2012．東京医学社，東京，2012．
9）金子明寛，青木隆幸，池田文昭，川辺良一，佐藤田鶴子，津村直幹：JAID/JSC 感染症治療ガイドライン2016―歯性感染症―．日本化学療法学会雑誌，64(4)：641-646，2016．
10）横田崇志，北村佳久，千堂年昭：薬物相互作用（26―高尿酸血症治療薬の薬物相互作用）．岡山医学雑誌，125(1)：73-75，2013．

15 （偽）痛風および結節性（偽）痛風による顎関節炎の治療法は？

医療法人社団 松和会 池上総合病院　歯科口腔外科　水澤伸仁

　痛風は、プリン代謝異常に伴う尿酸塩沈着による組織障害で、高尿酸血症を基礎病態として急性関節炎を起こし、関節痛および痛風結節の形成を来す。通常では第一中足趾節関節や足関節に多く認められる。また、病態が痛風と類似したピロリン酸カルシウム結晶沈着により誘発される偽痛風関節炎が、顎関節部へ発症することは極めて稀である。

顎関節・咀嚼筋の疾患あるいは障害（2014年）[1]

　2001年顎関節疾患の分類では、顎関節の炎症に①化膿性顎関節炎　②関節リウマチおよび関連疾患　③外傷性顎関節炎があり、痛風や偽痛風などは全身性疾患に関連した顎関節異常に分類されていた。しかし新たに2014年の改定に伴い、顎関節の疾患あるいは障害による炎症では①非感染性顎関節炎：化膿性顎関節炎　②感染性顎関節炎：外傷性顎関節炎に分類された。リウマチ性顎関節炎（自己免疫疾患）、痛風性顎関節炎など（代謝性疾患）は、全身疾患に起因する顎関節・咀嚼筋の疾患あるいは障害に分類されている。

（偽）痛風性および結節性（偽）痛風性顎関節炎

1．病態および臨床（画像）所見

1）痛風性顎関節炎

　未治療の無症候性の高尿酸血症が数年以上経過したのち、関節内に形成された尿酸塩結晶の遊離による好中球の炎症機転が急性痛風性顎関節炎を起こし、激痛とともに腫脹や発赤を生じる。また、顎関節運動時痛や軽度な開口障害を認める。また、Bell's 麻痺の発症例もある。X線では、石灰化像などはみられない。

2）結節性痛風性顎関節炎

　10年以上の高尿酸血症未治療では慢性経過を辿り、尿酸結晶の沈着が結節状に顎関

節に形成された病態である。臨床所見は耳前部膨隆、顎関節運動時痛および患側偏位を認める。X線像では、下顎頭周囲に比較的境界明瞭な下顎骨よりやや不透過性の低い不均一な像を認めるが、石灰化はみられない。

3）偽痛風性顎関節炎

1962年にMaCartyらが、痛風性関節炎様発作の関節液内に尿酸塩ではなくピロリン酸カルシウム二水和物結晶（CPPD）結晶が析出され、病態が類似していることから偽痛風と称し、高尿酸血症は認めない。CPPD結晶沈着の発生機序はあきらかではないが、病因として①遺伝性（家族内発生型）　②散発性（突発性）　③代謝性疾患に随伴する型　④外傷や手術後に合併する型がある[2]。

臨床症状は耳前部腫脹や片頭痛、顎関節痛、軽度な開口障害などの急性炎症症状を呈し、MRI画像では関節腔内に滲出液貯留や浮腫性変化を認める。

4）結節性偽痛風性顎関節炎

偽痛風性関節炎が20日前後継続し、関節周囲に腫瘤状、結節状にCPPD結晶が沈着する病態を結節性偽痛風とし、耳前部腫脹、膨隆および顎関節運動時痛、下顎頭滑走運動の制限を来した患側偏位などを認める。X線像で下顎頭辺縁の不整がみられるも、石灰化像ははっきりしない。

CT画像で下顎窩から下顎頸部にかけて境界がやや不明瞭で、石灰化を伴った内部不均一な腫瘤性病変を認める。

MRI画像では、腫瘤内部は不均一に造影され、T1・T2強調画像で低信号を呈する。

2．顎関節への発症頻度および年齢

- 痛風性顎関節炎：渉猟したかぎりでは数例のみ（わが国の報告例なし）である。平均年齢52歳、男性のみ。
- 結節性痛風性顎関節炎：わが国では1例のみ[3]で、39歳の男性にみられた。
- 偽痛風性顎関節炎：CPPD結晶沈着は加齢に伴い発症し、平均年齢62.5歳でやや女性に多く比較的稀。
- 結節性偽痛風性顎関節炎：平均年齢65.3歳で男女比なく、比較的稀。

3．確定診断

1）CPPD結晶同定の分析方法

偏光顕微鏡（鋭敏）、分析電子顕微鏡、X線回析、電子回析などが用いられている。

2）組織生検・細胞診・全摘出の有用性

　顎関節内部に石灰化を有した腫瘤性病変は、画像所見もさまざまで鑑別診断は困難である。悪性腫瘍も疑われ、術前診断の有用性を要するも、顎関節腔や滑液内の穿刺吸引で尿酸や尿酸塩、CPPD 結晶が同定されるのは稀である。また、細胞診や組織生検でも診断が得られず、全摘もしくは可及的摘出にて確定診断に至ることもある。

4．治療方針

　下記のいずれかを選択する。

① 腫瘍全摘出手術（再発時）
② 可及的分割腫瘍摘出（上関節腔を占拠した巨大な腫瘍の場合）。非腫瘍性病変であるため、できるかぎり低侵襲で機能温存を図り、関節円板を含めた病変の切除が望ましい。
③ 下顎頭切除（変形性関節症を伴う場合）
④ 顎関節開放手術
⑤ 関節腔洗浄療法
⑥ 対症療法（抗菌薬、消炎鎮痛薬、尿酸降下薬）
⑦ 経過観察（長期的）などがある。

- 痛風性顎関節炎：痛風発作治療薬や尿酸排泄促進薬の開始により 1～2 週間以内に自然寛解するため、対症療法が主体である。
- 偽痛風性顎関節炎：炎症に伴い対症療法を行う。上関節腔洗浄療法や関節腔鏡下での顎関節開放手術により、顎関節痛の軽減および開口障害改善を認めることがある。
- 結節性（偽）痛風性顎関節炎：真の腫瘍ではないため、自覚症状がみられない場合には要経過観察が望ましい。しかし、顔貌変化や自覚症状によっては第一選択として外科的手術が望ましいが、手術適応の明確な基準はない。また、痛風結節は再沈着を起こしやすいため長期経過を要する。

　巨大化した結節性（偽）痛風性顎関節炎は、悪性腫瘍を疑わせる下顎頭周囲の圧迫性骨吸収や神経圧迫障害もみられるため、確定診断は必須と考える。また、本疾患のような稀なケースもあるため、診断に際してこうした病態を念頭におくことが重要である。

【参考文献】

1）矢谷博文：新たに改訂された日本顎関節学会による顎関節症の病態分類（2013年）と診断基準．日顎誌，27（2）：76-86, 2015.
2）五十嵐勇人，他：結晶沈着症性関節症と CPPD 結晶沈着症．関節外科，11：893-898，1992.
3）宮島 久，他：開口障害をきたした顎関節部痛風性結節の1例．日口外誌，39：1002-1004, 1993.

Question 16 歯科治療中に患者が胸痛を訴えた場合、緊急対処法は？

医療法人社団 松和会 池上総合病院　腎臓内科　**渡邉智成**

　胸痛は日常診療において頻度が高く、"見逃してはならない疾患"を鑑別する必要があるため、厄介な症状である。その筆頭が、急性冠症候群、解離性大動脈瘤、肺塞栓である。歯科治療中に患者が胸痛を訴えた場合、もし院内に備えつけていれば、心電図（必ずしも急性心筋梗塞を診断できるわけではないが）をとることが最善ではある。現実的にまずできることは、バイタルサイン（血圧、脈拍、体温、呼吸、意識状態などの生命徴候）を確認することである。バイタルサインが安定していれば、詳細な問診を行う時間的猶予が期待できる。その適切な問診内容（医療面接のポイント）は、**表1**に示すとおりである。

　一方、バイタルサインに異常があれば、問診や患者情報（現病歴、既往歴、服薬情報）を迅速に確認し、可能であれば静脈確保、酸素吸入とSpO$_2$モニター、一刻を争う状況では蘇生が優先されるので、心臓マッサージや人工呼吸をすみやかに行うと同時に、救急隊を要請して救急施設に搬送する。とはいえ、緊急対応を要する疾患についての基本的知識は知っておくべきである。また、前もって主治医がわかっている場合には、できるかぎり緊急時の対応を決めておくべきである。

 急性の胸痛を来すおもな疾患（表2）

1．循環器疾患

■ 急性心筋梗塞

　冠動脈の閉塞であり、30分以上の冠動脈閉塞により心筋壊死から心筋梗塞となる。急性心筋梗塞では一見して重症感があり、胸痛の持続時間も20分以上と長く、顔面は苦悶様で、時に呼吸困難やショック状態を呈する。胸骨部から左前胸部にかけた激しい胸痛とともに、冷汗や嘔気・嘔吐を伴う。胸痛というよりも、前胸部絞扼感や灼熱感、圧迫感などを訴えることもしばしばあり、痛みの広がりは、握りこぶし大から前胸部全

表❶ 医療面接のポイント。急性冠症候群、解離性大動脈瘤、肺塞栓などの"見逃してはならない疾患"の特徴的な症状の有無を的確に聴取する

発症様式	突然の痛み	急性冠症候群、解離性大動脈瘤、肺塞栓、緊張性気胸の可能性
痛みの性状	体表面から圧痛を伴う	整形外科疾患
	呼吸で痛みが変動する	呼吸器疾患や肋骨骨折
	局在がはっきりしない鈍痛（内臓痛）	心脈管系疾患、呼吸器疾患、消化器疾患
随伴症状（冷汗、悪心・嘔吐）や放散痛がある		急性冠症候群（胸部圧迫感や胸部絞扼感と訴えることもしばしばある）
虚血性心疾患の危険因子がある		55歳以上、男性、喫煙者、家族歴、高血圧、糖尿病、脂質異常症

表❷ 急性の胸痛を来すおもな疾患

循環器疾患	急性冠症候群、解離性大動脈瘤、心膜・心筋炎、心タンポナーデなど
呼吸器疾患	肺塞栓、緊張性気胸、胸膜炎、縦隔炎、肺炎など
消化器疾患	特発性食道破裂、逆流性食道炎、胃十二指腸潰瘍、急性胆嚢炎、膵炎など
整形外科疾患	肋骨骨折（外傷機転がないこともある）
胸壁疾患	胸部にできた帯状疱疹など
心因性	パニック障害（心臓神経症）、過換気症候群など

体にわたり、約半数以上の症例に左肩から左腕への放散痛を伴う。時には胃部不快感のみを訴えることさえある。概して虚血性心疾患の危険因子（55歳以上、男性、喫煙者、家族歴、高血圧、糖尿病、脂質異常症）を有する患者が多いので、問診も重要である。服薬コンプライアンス（アドヒアランス）不良の高齢患者が、歯科治療時に胸痛発作を生じたとの報告がある[1,2]。

■ 狭心症

胸痛の性状は心筋梗塞と同様であるが、程度は軽く、持続時間は10分以内と短い。また、心筋梗塞と比較して、ニトログリセリン舌下により症状が軽快・消失しやすいと

いう特徴がある。労作により増悪するものは労作性狭心症と呼ばれ、早朝や喫煙中などの安静時に出現する場合には、安静時狭心症と診断される。

■ 急性解離性大動脈瘤

大動脈内膜に亀裂を生じ、中膜に解離腔を生じる病態である。とくに高血圧患者で突然の激しい胸背部痛を訴える場合には、本症を念頭において疑う必要がある。いままでに経験したことがない割けるような激痛で、解離の伸展とともに胸部から背部にかけて縦軸に痛みが移動・拡大する。激痛となる理由は、大動脈血管壁に分布する知覚神経の急激な伸展による血管性疼痛や臓器虚血による内臓性疼痛、胸膜刺激疼痛が複合して生じるためといわれている。臨床症状も解離の広がりや場所によってさまざまで、心筋梗塞や心タンポナーデ、反回神経麻痺、血圧の左右差、脳梗塞などの合併を生じ得る[3]。

2. 呼吸器疾患

■ 肺塞栓・肺梗塞

<u>エコノミークラス症候群</u>ともいわれている。長期臥床や航空機での長時間旅行後、手術後（とくに下肢の整形外科手術など）、血栓性静脈炎、避妊薬内服などで呼吸困難・頻脈や血痰を伴う突然の強い胸痛（胸骨下、左右の前胸部が多い）が出現した場合に強く疑われる。重症例では、頻呼吸や頻脈、血圧低下、低酸素血症が認められる。中高年女性や肥満、長時間の飛行（4時間以上）などがリスクとなる。また、歯性感染症が原因で生じたと考えられる敗血症性肺塞栓症の報告がある[4]。

3. 消化器疾患

とくに食道に由来する胸痛症状は虚血性心疾患に類似するが、特徴としては、①胃酸の分泌が多くなる食後に起こりやすい、②制酸剤や飲料水の服用で症状が軽減する、③胃酸の逆流が起きやすい仰臥位で出現しやすくなる、などがあれば逆流性食道炎を疑う。また、消化管穿孔や急性膵炎、急性胆嚢炎などは緊急を要する疾患であり、心血管系に異常がないからといって見落とさないよう、十分な配慮が必要である。他に、食道痙攣では、ニトログリセリン舌下により症状が緩和するため狭心症と間違われやすく、X線写真や有痛時の心電図により心疾患を鑑別する必要がある[5]。

4. 心因性

■ パニック障害（心臓神経症）、過換気症候群

症状の訴えのわりに重症感が少ない。パニック障害は心臓神経症ともいわれ、強い不安や恐怖感が引き金となって、胸痛や動悸、息苦しさなどの症状を訴える。胸痛で救急

部を受診する1割以上の患者に、パニック障害や心身の障害を認めるといわれているが、潜行する循環器疾患や呼吸器疾患などの"見逃してはならない疾患"を除外する必要がある。

　また、極度の不安や緊張などでパニックになっている場面で、患者が息を頻繁に激しく吸ったり吐いたりする過呼吸状態では、体内で血液中の炭酸ガス濃度が低くなり、アルカリ性になる。この血液環境では、呼吸中枢を介して呼吸抑制の指令が入り、患者はさらに、呼吸ができない、息苦しいと感じ、その不安から呼吸回数がさらに増えて悪循環となる。一方、体内の血液がアルカリ性に傾くことで、血管の収縮や手足の痺れ、筋肉の痙攣（テタニーと呼ばれる）が生じる。この<u>テタニー症状</u>は、血圧計のマンシェットを腕に巻いて手の血流を止めるとより出やすくなる（トルーソー徴候）。治療は、意識的に呼吸を深くゆっくり、あるいは呼吸をいったん止めてもらうことである。以前は紙袋を口にあてるペーパーバック法を行っていたが、この方法では血液中の酸素濃度が低くなりすぎたり、炭酸ガス濃度が過度に上昇するために必ずしも有効とはいえず、現在は行わない傾向にある。抗不安薬を投与することもある。一般に予後は良好で、数時間で症状は改善する[6]。

【参考文献】

1）日本循環器学会，他：虚血性心疾患の一次予防ガイドライン（2012年改訂版）．http://www.j-circ.or.jp/guideline/pdf/JCS2012_shimamoto_h.pdf
2）日本循環器学会，他：心筋梗塞二次予防に関するガイドライン（2011年改訂版）．http://www.j-circ.or.jp/guideline/pdf/JCS2011_ogawah_h.pdf
3）日本循環器学会，他：大動脈瘤・大動脈解離診療ガイドライン（2011年改訂版）．http://www.j-circ.or.jp/guideline/pdf/JCS2011_takamoto_h.pdf
4）日本循環器学会：肺血栓塞栓症および深部静脈血栓症の診断、治療、予防に関するガイドライン（2009年改訂版）．http://www.j-circ.or.jp/guideline/pdf/JCS2009_andoh_h.pdf
5）葛西　猛（監），不動寺純明（編）：亀田総合病院 KAMEDA-ER マニュアル 改訂第3版．診断と治療社，2016.
6）日本呼吸器学会HP：呼吸器の病気．http://www.jrs.or.jp/modules/citizen/index.php?content_id=1

Question 17 虚血性心疾患患者の歯科治療時の注意点は？

日本大学歯学部　臨床医学講座　生木俊輔

 医療面接

　適切な病歴の聴取が重要である。口腔内の症状について聴取することはもちろん重要であるが、全身既往歴の聴取は、これから行う歯科治療が他臓器へ及ぼす影響を考慮するうえでたいへん重要である。

1．全身既往歴の聴取
　患者は歯を治しに歯科医院を受診しているので、全身既往歴について答えるのは面倒なものである。しかし、治療行為を行う前に口腔の現病歴や現症とともに、全身既往歴を必ず聴取しなければならない。

2．虚血性心疾患の聴取
　問診では必ず「心臓に病気はないですか？」と尋ねる。心臓の病気や虚血性心疾患の罹患は大きな出来事なので、罹患していれば必ず答えてもらえる。この後、「狭心症ですか？」、「心筋梗塞ですか？」など具体的に問うと、患者は答えやすい。また、罹患した心疾患に対しどのような治療をしたか、入院した場合には入院時期や期間、入院時の治療の内容、手術は行ったか、手術の内容などを聴取する。

3．医科への対診
　虚血性心疾患にかかわらず、全身疾患に既往のある患者が歯科医院に来院した場合は、通院している病院へ対診を行うことは重要である。対診する内容は、病歴や現在の状態、臨床検査データ、処方などである。また、歯科医院で行う治療内容を記載するとよい。その歯科診療内容について特別な注意点があれば、記載してもらうようにお願いする文章を付け加えるとよい。患者の状態を歯科医師が理解することで、患者は安心して歯科治療を受ける気持ちになる。何より、歯科医師が患者の状態を知ることで、その患者に合った歯科医療を選択でき、歯科医師は安心して歯科治療を提供できる。

歯科治療時の注意点

　基本的に、歯科治療は生命に直結する緊急性のある処置はほとんどない。したがって、上記に示した医療面接を正しく行ってから歯科治療を開始するほうがよい。観血的処置についてはQuestion 18で解説する。

1．麻酔

　歯科治療で多く用いられる麻酔は局所麻酔であり、浸潤麻酔である。麻酔の注射は患者にとって大きなストレスである。心疾患を有する患者にとって、ストレスを軽減することは重要である。筆者は浸潤麻酔を行うにあたり、患者を安心させる声かけを大切にしている。安心させる声かけは浸潤麻酔するときだけではなく、それ以前から患者との信頼関係を築き上げて成り立つものであり、普段から心がけるべきである。次に重要なのは、痛みの少ない浸潤麻酔である。痛みを少なくする方法として表面麻酔は有効である。また、麻酔薬の注入速度を1 mL/minより遅くすると、痛みは少ない。浸潤麻酔を行っている最中の患者の表情を確認し、表情が歪んだら痛みを伴っているので、注入速度を遅めるなどして疼痛をコントロールする。

2．一般治療

　一般的な保存や補綴治療は、通常どおり行っても構わない。しかし、血圧の変動に注意しなければならない患者ではモニタリングをするとよい。

周術期口腔機能管理

1．周術期口腔機能管理

　平成24年の診療報酬改定で周術期口腔機能管理料などが創設され、多職種連携・医療連携に歯科医療の重要性が認識されてきた。周術期口腔機能管理を必要とする手術は、全身麻酔下で実施される、頭頸部領域や呼吸器領域、消化器領域などの悪性腫瘍の手術、臓器移植手術、または心臓血管外科手術などがある。大学病院や病院歯科口腔外科などではさまざまな問題があるが、かなり普及している。しかし、一般開業歯科医院で周術期口腔機能管理を行っている歯科医院は少ないのが現状であるが、虚血性心疾患における心臓血管外科手術において周術期口腔機能管理は算定可能である。

2．実際の運用

　周術期口腔機能管理のイメージを図1に示す。一般開業医では、<u>周術期口腔機能管理</u>

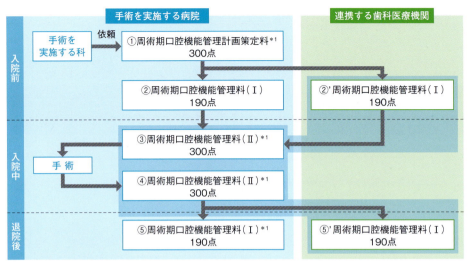

＊1：病院内の歯科医師による
※歯科のない医療機関に入院する患者の入院中の周術期口腔機能の管理が必要な場合は、連携する歯科医療機関の歯科訪問診療で実施
※放射線治療や化学療法を実施する患者についても同様に連携して口腔機能の管理を実施

図❶　周術期における口腔機能の管理のイメージ（参考文献[1]より引用改変）

料（Ⅰ）を手術前後に算定できる。病院歯科口腔外科以外の歯科医院で算定するには、患者がいつどのような手術を受けるかなど、全身状態をつねに把握しておかなければならない。来院ごとに患者の全身的な変化がないかをチェックすることは重要である。一般開業医で行う周術期口腔機能管理は、通常の歯科診療とほとんど同じで、特別なことはしない。一般的なう蝕のチェック、歯周病の管理、義歯の管理などで、その他入院中に注意すべき点などを指導する。

【参考文献】
1）厚生労働省：平成24年度診療報酬改定の概要 Part2. http://www.mhlw.go.jp/bunya/iryouhoken/iryouhoken15/dl/gaiyou_2.pdf

18 虚血性心疾患患者に抜歯などの観血的処置を行う場合の注意点は？

日本大学歯学部　臨床医学講座　**生木俊輔**

 医療面接

1．問診

初診時だけでなく歯科治療中の場合でも、観血的処置を行うときは再度問診を行う。歯科治療を継続している場合、治療期間が長くなることがあり、症例によっては数年にわたることがある。その場合、患者の全身状態は数年前と同じとは限らず、観血的処置を行うときは再度問診を行うことが重要である。

2．医科への対診

観血的処置を行う前の医科への対診は、重要である。内容については Question 17 と同じである。

対診する内容として避けるのは、「抜歯は可能ですか？」、「〇〇の治療はできますか？」などと記載することである。対診の内容を考慮して歯科治療を決定するのは歯科医師である。抜歯一つとっても侵襲の程度はさまざまであり、その判断まで対診先の医師が考慮するのは不可能である。したがって、対診結果と歯科治療の侵襲の程度を検討し、治療を実施しなければならない。その判断ができるのは歯科医師だけである。

 抜歯などの観血的処置

1．ガイドライン

虚血性心疾患患者に抗血栓療法が行われており、抜歯時に注意しなければならない。2015年に抗血栓療法患者の抜歯に関するガイドライン[1]が発行されており、抗血栓療法の違いによる対応の違いはガイドラインを参照されたい。

感染性心内膜炎の原因菌として口腔常在菌が検出されることは、よく知られている。抜歯などの観血的処置や重度歯周病などで口腔内常在菌が侵入して菌血症が起こり、血

管内膜に定着し、感染性心内膜炎を引き起こす。感染性心内膜炎のリスク症例やSSI（Surgical Site Infection）リスク因子がある場合は抗菌薬の術前投与が推奨されている。詳細は「術後感染予防抗菌薬適正使用のための実践ガイドライン」[2]を参照。

2. 浸潤麻酔

浸潤麻酔についてはQuestion 17で解説したとおりである。さらに加えると、歯科用局所麻酔薬にはほとんど血管収縮薬が添加されている。血管収縮薬による止血効果で術野の確保ができ、結果的に低侵襲の抜歯が可能となる。

3. 抜歯

抜歯に用いられる器具としてエレベーターがよく用いられるが、抜歯鉗子が使用可能ならば極力鉗子を使用することを勧める。エレベーターは歯と歯槽骨の間に挿入するが、その際、歯槽骨を挫滅することがある。これは、止血を困難にすることになり、後出血の原因となり得る。鉗子を上手に使用することで歯槽骨への侵襲を最小限にとどめることができる。

抜歯鉗子が使用できないケースでは、エレベーターを使用する。エレベーターの作用として、楔作用や回転作用、梃子作用が挙げられる。抜歯を行う際は、まず楔作用を利用するように心がける。楔作用は歯根膜にエレベーターを挿入することで、歯が浮き上がるイメージであるが、この作用を利用することで歯槽骨の挫滅を最小限に留めることができる。梃子作用は一見有用に思えるが、梃子作用を利用できる場面は実際には少なく、また梃子の支点は歯槽骨の上部になることが多く、同部が挫滅することがある。挫滅創は止血困難になることがあるので、できるかぎり挫滅創を作らず丁寧に抜歯を行うことが重要である。

抜歯窩に存在する不良肉芽は感染しているため、掻爬は十分に行う。感染した病巣を残すと体内に細菌が侵入する可能性があるので、完全に病巣を除去する。また、不良肉芽は毛細血管が豊富であるため、手早く完全に除去することで出血を少なく、また後出血の予防となる。

虚血性心疾患の抗血栓療法を行っている患者に対する抜歯で重要なのは止血である。止血の前に上記に示したように、丁寧な抜歯操作や不良肉芽の完全除去を行うことで止血が困難でなくなる。抜歯窩は、埋伏抜歯以外は開放創となることが多い。その場合は酸化セルロース（サージセル*®）、止血用ゼラチンスポンジ（スポンゼル®）などを抜歯窩に挿入し圧迫止血を行う。また、止血には縫合が有用である。重度歯周炎などの場

合は縫合により閉鎖創にできることがある。確実に止血するのであれば縫合による止血が有用である。また、通常の抜歯窩でも粘膜を切開しフラップを形成することで、閉鎖創にすることができるので、止血しにくい場合は閉鎖創にするとよい。

4．口腔外科への紹介

　虚血性心疾患を罹患している患者に対し、観血的処置が困難と思われた場合は、近隣の口腔外科へ患者を紹介するとよい。その際の紹介状として、「傷病名（抜歯してほしい歯の歯式）」、「全身既往歴」を必ず記載する。虚血性心疾患に対する対診は紹介先の口腔外科医に任せたほうがよい。このような患者の観血的処置が難しいと感じたら、無理をせず遠慮なく近隣の口腔外科に紹介したほうが、不要なストレスを感じることなく他の診療に集中できる。また、何より専門機関で治療を行ったほうが患者のためである。

【参考文献】

1）日本有病者歯科医療学会，日本口腔外科学会，日本老年歯科医学会（編）：科学的根拠に基づく抗血栓療法患者の抜歯に関するガイドライン2015年改訂版．学術社，東京，2015．
2）術後感染予防抗菌薬適正使用に関するガイドライン作成委員会，日本化学療法学会，日本外科感染症学会：術後感染予防抗菌薬適正使用のための実践ガイドライン．http://www.chemotherapy.or.jp/guideline/jyutsugo_shiyou_jissen.pdf

Question 19 脳血管障害患者の歯科治療時の注意点は？

医療法人社団 松和会 池上総合病院　歯科口腔外科　**渡辺大介**

　一般に成人病といわれていた疾病群は、1996年に厚生労働省が「食事や運動、喫煙、ストレスなどの生活習慣が深く関与し発症の原因となる疾病の総称」として、生活習慣病と改称した。代表的疾患は、糖尿病や高血圧症、高脂血症、肥満などが挙げられ、歯科領域の慢性辺縁性歯周炎も含まれる。これらの生活習慣病が進行し、心筋梗塞や脳血管障害などの重篤な疾病発症に至るとされ、広義には脳血管障害の多くが生活習慣病であるとしてもおかしくない。現代において生活習慣病は国民病ともいえ、2014年の厚生労働省発表によると、全国で脳血管疾患の年間死者数は11万人で、約118万人が治療を受けている。脳血管障害患者の歯科診療を行う頻度は高い。安全な歯科治療を行うためにその病態と障害の特性を知っておきたい。

 脳血管障害とは

　生命予後が不良で重篤な後遺症を来す疾病で、一般に卒中や脳卒中といわれてきたものである。病態は虚血性と出血性に大別されるが、脳卒中治療ガイドライン2015では稀な疾患として脳動静脈奇形や動脈解離、一部の認知症も脳血管障害に含めている。

　歯科医師は少なくとも発症頻度の高い虚血性や出血性脳血管障害の概要は把握しておく必要がある。ひと言で脳血管障害といっても、**図1**に示すように複数の危険因子と原因により発症するため、病態や後遺症障害は異なる。また、脳血管障害（**図2**）に続発し得る認知症やてんかんなども歯科治療上では考慮すべき疾患であることはいうまでもない。

 脳血管障害患者の後遺症

　脳血管障害の患者の後遺症（**表1**）はさまざまで、軽症から重症まで患者個々によって異なり、併存する患者も少なくない。意識障害や運動障害、感覚障害は歯科治療に直接かかわり、言語障害や認知障害、情緒障害は診療に際して社会的配慮と介助者協力を要する。

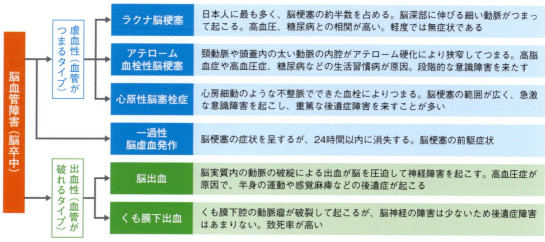

図❶　脳血管障害の分類

脳血管障害患者の歯科治療時の注意点

　脳血管障害を発症した患者でも、基本的に歯科疾患の診断や治療方針、治療内容は健常者と変わりはない。実際に歯科治療が行われる患者はいわゆる回復期または維持期にあり、後遺障害は症状固定状態にある。患者個々の後遺障害をいかに支援するかが鍵となる。

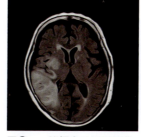
図❷a　脳梗塞のMRI画像

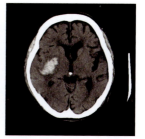
図❷b　脳出血のCT画像

1．問診・かかりつけ医への対診（危険因子、服薬状況の把握）

　脳血管障害の患者は、糖尿病や高血圧症、脂質代謝異常症（高脂血症）、不整脈、肥満、喫煙、飲酒などの危険因子をもち、降圧薬や抗血栓薬の投与を受けている。十分な問診と、場合により詳細な病状や治療内容について主治医に対診を行う。

2．患者のポジショニング

　片麻痺などの運動障害により診療台での体位保持が困難であることが多く、とくに注水や鋭利な器具を扱う際には頭位の安定や体幹保持にクッションなどの補助具を用いる（図3）。診療外ではチェアーユニットへの移動時に転倒リスクがある。

表❶　脳血管障害患者の後遺障害

意識障害	重い後遺症で他の障害も併存していることが多く、治療協力を得がたい
運動障害	顔面や四肢の片麻痺で体位保持が不十分であったり、移動が困難となる
感覚障害	麻痺側の皮膚感覚の鈍化、味覚障害、視覚障害など ※摂食嚥下障害は、運動障害や感覚障害の単独または併発
言語障害	意思疎通が困難となる
認知障害	認知（理解）は乏しくなり、すべての社会生活で支障となる
情緒障害	感情の起伏の制御ができない。うつ状態となり、やる気が出ない
その他	

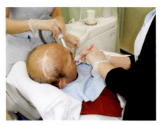

図❸　診療台での体位保持（頭位の安定）

3．誤飲・誤嚥の対応

嚥下機能の低下した患者の歯科治療は誤飲・誤嚥の注意を要する。小器具や補綴物を咽頭腔へ落下させる危険性を考慮し、患者の水平位診療は避ける。治療時の吸引操作が重要であるため、単独操作を禁じ吸引介助者とともに複数人員で診療にあたる。

4．従命不可、不随意運動の抑制

治療上必要な指示を応需できない意識障害や不随意運動がみられる患者には、人員と必要最低限の抑制具（開口器、抑制帯など）を準備する。

5．言語障害や認知障害のある患者への社会的配慮

意思の疎通が困難、認知に乏しい患者であっても治療の必要性やリスクを説明する義務がある。家族や付き添い人・介助者へも説明と理解を得る必要がある。

●

脳血管障害の患者は疾病の重症性から急性期には歯科治療を後回しにせざるを得ず、食事を咬んで味わい、楽しむことが満足にできない患者も多い。歯科治療はリハビリの一環として大きな役割を果たす。脳血管障害の理解と歯科治療時の注意点が広く周知され、積極的な診療が望まれる。

【参考文献】
1）日本脳卒中学会：脳卒中治療ガイドライン2015．協和企画，東京，2015．

20 脳血管障害患者に抜歯などの観血処置を行う場合の注意点は？

医療法人社団 松和会 池上総合病院　歯科口腔外科　渡辺大介

　脳血管障害は虚血性と出血性に大別され、虚血性は脳梗塞が約60％、出血性では脳出血が25％、くも膜下出血が10％を占める。脳血管障害の発症は多くが高血圧症、高脂血症、糖尿病などの生活習慣病に原因や相関がある。

　急性期の脳血管障害患者は入院治療中であり、緊急を要する歯科治療は限られる。一般的には歯科医院を受診する脳血管障害患者は回復期、維持期にあり、抗血栓療法と基礎疾患の治療が行われていることが多い。

 脳血管障害の抗血栓療法

　脳血管障害のうち、脳梗塞では再発症や予防を目的に抗血栓療法が行われる。脳出血やくも膜下出血に適応はない。

　抗血栓療法には抗血小板薬と抗凝固薬が用いられる。おもに、心房細動などの不整脈で心内に形成されたフィブリン主体の血栓で発症する心原性脳塞栓症には抗凝固薬が、動脈内に生じる血小板主体の血栓に起因するラクナ梗塞とアテローム血栓性脳梗塞には抗血小板薬が選択される。心疾患（心房細動）と脳血管障害の危険因子によっては両者が投与されることもある（**表1**）。

1．心原性脳塞栓症

　抗凝固薬が投与される。最も代表的な抗凝固薬はワルファリンで、PT-INR 1.6〜3.0を指標にコントロールされる。近年では、ワルファリンの調節性の悪さやモニタリングの困難さから、個体差の少ない非ビタミンK阻害経口抗凝固薬（NOAC）が投与されることも多い。

2．ラクナ梗塞とアテローム血栓性脳梗塞

　再発予防に最も有効な抗血小板薬が第一選択となる。アスピリン、シロスタゾール、クロピドグレルなど。

表❶　おもな経口抗血栓薬と休薬期間

	一般名	製品名	作用	休薬期間
抗凝固薬	ワルファリン	ワーファリン	ビタミンK阻害	7日
	エドキサバン	リクシアナ	Xa阻害	1日
	リバーロキサバン	イグザレルト		
	アピキサバン	エリキュース		
	ダビガトラン	プラザキサ	トロンビン阻害	2日
抗血小板薬	アスピリン	バイアスピリン・バファリン	血小板凝集能抑制	7〜10日
	チクロピジン	パナルジン		
	クロピドグレル	プラビックス		
	プラスグレル	エフィエント		
	シロスタゾール	プレタール		
	イコサペント酸	エパデール		

 ### 歯科観血処置と抗血栓療法の休薬

「科学的根拠に基づく抗血栓療法患者の抜歯に関するガイドライン」では、PT-INR 1.6〜3.0に制御されている患者の抜歯は血栓塞栓症の発症リスクから休薬を推奨していない。ただし、抜歯侵襲が高い埋伏歯やPT-INR 3.0以上か止血困難が予測される患者、制御不良な高血圧患者の観血処置前に休薬を主治医と検討すべきである。

抗凝固薬は半減期から考慮してワルファリン7日、NOAC 1〜2日を休薬期間の目安とし、抗血小板薬は血小板寿命から7〜10日とする。

 ### 抗血栓療法患者の止血法

抗血栓療法は止血機序の阻害を行っているため、局所処置による止血が基本となる。拮抗薬や止血薬の全身投与の即時の止血効果は低い。破綻した血管の機械的圧迫が最も有効である。
①エピネフリン添加局所麻酔薬の局所注射
②手指やガーゼなどによる圧迫止血
　基本的操作で止血効果は圧迫強度と時間による。

③縫合止血
④止血剤やタンポンガーゼの填入（**図1**）

抜歯後に縫合止血で十分な止血が得られない場合に有効な止血法で、創面を被覆し、ガーゼの填入が局所圧を高めて圧迫止血を兼ねる。

⑤サージカルパック・止血保護床の装着

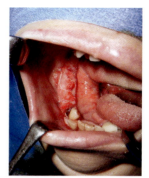

図❶ 止血困難な抜歯後出血のタンポンガーゼの填入

脳血管障害患者の基礎疾患の対応

脳血管障害患者は、危険因子である高血圧症や脂質代謝異常症（高脂血症）、糖尿病などの生活習慣病が併存していることが多い。

1．高血圧症

脳梗塞再発予防では目標とする血圧は140/90mmHg未満とされているが、疼痛や緊張により急激な血圧上昇を来す。降圧薬の服用を続行し、血圧の安定している午前中の診療が望ましい。血圧測定を頻回に行い、性急な処置を避けて段階的な処置を心がける。処置時の高血圧緊急症では患者を坐位安静に保ち平静化を待つ。

2．糖尿病

観血処置と感染は、表裏一体である。高血糖は白血球の活性を低下させ易感染状態を呈するので、局所の清潔保持や処置直前の抗菌薬投与などの適正な抗菌療法を行う。

3．不整脈（心房細動）

心房細動は血圧の変動や強い緊張、ストレス、疼痛刺激、局所麻酔薬（エピネフリン添加）などで発作的に発症することがあり、抜歯など観血処置は高血圧症と同様に生命徴候（バイタルサイン）をモニター監視下で行い、可及的にストレスを回避して発症契機を低減させる。

抗血栓療法と基礎疾患の治療により脳血管障害の再発症が有意に低下することが証明されている。回復期・維持期にある患者の診療所での発症をむやみに恐れる必要はないが、後遺症障害の程度と抗血栓療法の出血リスクについては、十分な配慮が必要である。

【参考文献】
1）日本脳卒中学会：脳卒中治療ガイドライン2015．協和企画，東京，2015．
2）日本有病者歯科医療学会，日本口腔外科学会，日本老年歯科学会（編）：科学的根拠に基づく抗血栓療法患者の抜歯に関するガイドライン 2015年改訂版，学術社，東京，2015．

Question 21 四肢の運動や知覚に麻痺がある場合、歯科診療で気をつけることは？

医療法人社団 松和会 池上総合病院 歯科口腔外科 **加藤 宏**

　脳血管障害の後遺症として歯科診療で問題となるのは、片麻痺を代表とする四肢の運動障害・知覚障害である。それらによる肢体不自由者は自力での移動に支障を来すため、杖や車イスを使用していることも多く、歯科診療を行う際に留意すべき点は、診療室・診療台への安全な移動・移乗である。患者の転倒予防だけではなく介助者の肉体的負担の軽減も含め、医療安全管理において移動介助は習得すべきスキルである。

 ボディメカニクスとは？

　移動介助は介助者への身体的負担も大きく、医療介護従事者の腰痛発生は、年々増加傾向にある重大な問題である。この問題を解決するためにも、まずは<u>ボディメカニクス</u>という概念を理解する必要がある。ボディメカニクスとは、骨・関節・筋肉などの相互関係を活用した技術であり、梃子の原理を介助者・患者の姿勢や動作に応用し、最小の力で最大の効果を得ることで介助者の負担軽減を目的とするものである。

■ ボディメカニクスの8原則
　①重心を近づける：介助者が対象者にできるだけ近づく
　②支持基底面を広くする：介助者が足幅を前後・左右に開き、足場面積を広げる
　③大きな筋肉を使う：足腰の大きな筋肉を意識しながら行う
　④対象者を小さくまとめる：身体をできるかぎり球体に近づけ、接する面を小さくする
　⑤重心を低くする：膝を曲げ、腰を落とすことで安定する
　⑥身体をねじらない：肩と腰を平行に保つ
　⑦水平移動をする：対象者を持ち上げるのではなく、水平に移動させる
　⑧てこの原理を使う：支点・力点・作用点を意識する

■ 歩行が不安定な方への歩行介助のポイント（図1）
　①介助者は患者の横に立つ。片麻痺がある場合には、介助者は原則として麻痺側に立つ

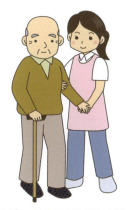

図❶　杖歩行者の歩行介助

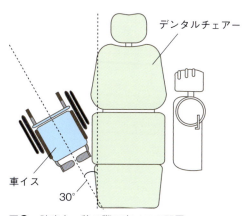

図❷　診療台へ移る際の車イスの配置

②患者側の手で脇や腰をしっかりと支え、反対側の手で患者の手を下から支えるように軽く握る

③声かけを行いながら、歩調を合わせてゆっくりと歩く

車イスから診療台への移乗でのポイント

　車イスからの移乗方法は、患者が車イスから一度立ち上がって診療台へ移る<u>立位移乗</u>と、車イスからそのまま診療台へスライドして移乗する<u>座位移乗</u>がある。歯科診療台は診療台が車イスの高さと合わない場合があるため、座位移乗よりも立位移乗のほうが行いやすく、ここでは立位移乗について詳しく説明する。

1．立位移乗とは？

　立位移乗は車イスから立ち上がる、その場で回転動作する、移乗先に座るというおもに3つの動作要素からなる。基本的に介助者は一人で行うこととなるが、患者・介助者間の身長・体重差がある場合や自力立位が困難な場合は、介助者二人で対応し、一人が患者の後方に立ってサポートをするなどの工夫が必要なときもある。

2．立位移乗の流れとポイント

1）車イスの位置（図2）

　　スペースが確保できる診療台の右側からアプローチする。車イスはフットレスト方向に向け、診療台の側面に対して約30°の角度で設置し、必ずブレーキをかけてフットサポートを上げておく。

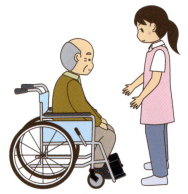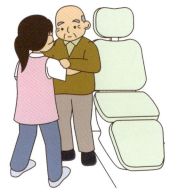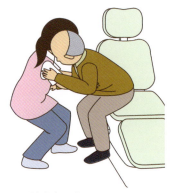

a：臀部を前へずらし、足を後方へ引き、立ち上がる準備をする　　b：立ち上がったら、身体の回転動作を行う　　c：診療台へ座る

図❸　立位移乗の流れ

2）立ち上がり準備

　臀部をずらし、車イスの前方に浅めに座らせ、両足が床にしっかりとつくようにする（図3a）。前傾移動を誘導し、患者の両腕を介助者の肩へまわす。介助者は足を大きく開き、腰を低くし、両腕を患者の脇から背中にまわす。

3）車イスから立ち上がる

　介助者は患者に体幹を近づけながら、前傾姿勢で立ち上がってもらう。膝関節をしっかりと伸展し、重心を上方へ移動する。

4）その場で回転動作する

　完全に立ち上がったことを確認し、少しずつ足を動かしてもらい、ゆっくりと回転する（図3b）。

5）移乗先に座る

　体幹の前傾を維持しながら、臀部からゆっくりと座ってもらう（図3c）。足をフットレストへ乗せた後、水平移動を行い、深く座ってもらう。

　診療後は、逆の手順で車イスへの移乗を行う。

【参考文献】

1）下山和弘，櫻井薫，深山治久，米山武義：高齢者歯科診療ガイドブック．口腔保健協会，東京，2010：175-186.

22 おくすり手帳を有効に活用するには？

医療法人社団 松和会 池上総合病院 薬剤室　**新堀千香**

 おくすり手帳とは

1．おくすり手帳の歴史

　1993年のソリブジン事件（抗ウイルス薬と抗がん剤併用で患者が死亡）を契機に、患者の服用履歴を管理することの重要性が認識された。この事件以降、一部の医療機関や薬局で、患者の服用薬を手帳に書き込んで情報提供を行う取り組みが開始された。これがおくすり手帳の始まりである。2000年には調剤報酬として評価され、おくすり手帳は広く世に普及することとなった。

2．おくすり手帳に記載されている一般的な内容

　おくすり手帳には、処方内容（調剤日、薬剤名、用法・用量、薬局名、医療機関名）が記載されている。加えて、患者に関する情報（氏名、生年月日、連絡先）、薬物療法の基礎情報（アレルギー歴、副作用歴）、既往歴を記載する欄が設けられており、安全な薬物治療を行うにあたり必要な情報を記載できるようになっている。

 おくすり手帳の活用方法

1．患者が服用している薬の情報収集

　おくすり手帳から、患者の服用薬の情報を容易に入手することが可能である。ビスホスホネート（BP）薬や抗凝固薬など、歯科治療に注意が必要な薬は数多くあり、これらの薬の服用の有無を、患者の記憶や申告だけでなく確認できる。
　ただし、昨今では新薬の販売や後発医薬品（ジェネリック医薬品）の使用が非常に進んでいる。抗凝固作用を有する内服薬も、ワルファリンだけの時代からNOAC（非ビタミンK阻害経口抗凝固薬）が承認され、現在では5成分の医薬品が販売されるようになっている。また、後発医薬品の使用が促進された結果、同じ成分のBP薬であっても、

フォサマック™、ボナロン™、アレンドロン酸錠などさまざまな薬剤が販売されており、注意が必要である。

2．患者に使った薬の情報を提供する

おくすり手帳の意義は、複数の医療機関を受診する際に医療者・薬剤師が見ることで相互作用や重複を防ぐことにある。

「抗菌薬を処方した患者が、感染症のため別の医院を受診して重複服用した」、「NSAIDsを処方した患者が、他院において喘息治療中であった」など、歯科診療で投薬した薬剤が他の疾患に影響することは起こり得る。こういった有害事象を防ぐためには、十分な問診を行う他に、患者に使用した薬を手帳に記載し、他の医療機関・調剤薬局が情報を共有することが重要である。

また、処方薬による薬疹など、処方後のトラブルを早期解決に導くためにも、おくすり手帳は重要なツールとなる。

3．おくすり手帳のさらなる活用

おくすり手帳は、処方薬以外の情報を記載してもよく、診療に役立つ情報であれば医療者だけでなく、患者も自由に書き込める。

医療者側では、患者の体重や検査の結果を書き込み、次回の診察時の助けとすることが可能である。また、患者のかかりつけ施設に伝えたい内容を記載するなどの取り組みも有用である。

患者側も、薬を服用した後の体調変化や効果判定、市販薬や健康食品の服用状況、薬についての疑問を書き留めておくなど、次の診察時に手帳を介して情報の共有を行うことも有用である。

非常時・災害時のおくすり手帳

1995年の阪神淡路大震災と2011年の東日本大震災は、おくすり手帳普及前・普及後という違いがある。両震災とも、現地の病院や診療所の機能が失われ、カルテが消失するなどの問題が多くあった。阪神淡路大震災では、患者が服用している薬の名前を覚えておらず、「赤い血圧の薬を飲んでいた」などのあいまいな情報しか伝えることができない人が多かった。一方で、おくすり手帳普及後の東日本大震災では、おくすり手帳を持っていた患者は、処方歴やかかりつけ医院、病気やアレルギーの情報を確実に提供できた。また、被災中もおくすり手帳に投薬内容を記載することで、避難所間での重複

処方を回避し、医療スタッフが交代しても継続した医療を提供することが可能となった。

 電子おくすり手帳

1．電子おくすり手帳の普及

　2010年、厚生労働省が医療のIT化を促進するために「どこでもMY病院構想」を打ち立て、電子おくすり手帳の検討が開始された。現在では、大手メーカーから調剤薬局チェーンなど、約30の事業者が電子おくすり手帳サービスを提供している。

2．電子おくすり手帳の閲覧方法

　電子おくすり手帳の場合、患者はスマートフォン（スマホ）やパソコンから手帳の内容を閲覧する。電子おくすり手帳を導入していない施設が手帳を閲覧するには、利用者のスマホ画面を借りて閲覧する方法が一般的である。しかし、患者によっては、スマホを医療者に見せることに抵抗がある場合もある。

　おくすり手帳メーカーによっては、患者がおくすり手帳を見せてもよいと判断した場合はIDとワンタイムパスコードを医療者に提示し、医療者が専用サイトで閲覧できるような仕組みを構築している場合もある。あるいは、画像化したおくすり手帳をメール送信するなどの機能を有している場合もあるが、各メーカーによって対応が異なるなど、改善すべき問題は多い。

3．電子おくすり手帳の利点・欠点

　電子おくすり手帳は、家族全員の薬の情報を一元管理できる、服用時のアラーム設定などスマホ連動ならではの機能がある。また、災害時であっても情報を失いにくいという特徴もある。

　一方で、紙の手帳と異なり、医療者が閲覧するためには電子おくすり手帳に関する知識が必要であること、また患者のスマホを借りて手帳内容を確認する場合、内容をじっくりとみることが難しいなどの問題点がある。現時点では各メーカーによる差が大きいが、厚生労働省は電子おくすり手帳の仕様を共通化させる方針をとっており、近い将来においては使いやすい手帳になることが期待されている。

INDEX

あ
悪液質（cachexia） 14
悪性高血圧 37, 42
悪性腎硬化症（malignant nephrosclerosis） 56
悪性貧血（pernicious anemia） 62
足壊疽 105, 107
アディポサイトカイン 12, 139, 141
アディポネクチン 12, 139, 141
アドレナリン含有麻酔薬 122
アミロイド 63, 127
アルコール依存症 9, 78
アルコール性肝障害（Alcoholic liver disease） 9, 76, 77, 80
アルドース還元酵素 26, 112, 113
アルドース還元酵素阻害薬 26, 113
α-グルコシダーゼ阻害薬 26, 27, 46
安静時狭心症 150
安定狭心症 91, 92, 134

い
易感染性 123, 124, 129, 130
維持透析患者 129, 131
胃・十二指腸潰瘍（gastric・duodenal ulcer） 87, 88
1型糖尿病 24, 109
1,5-AG 25
一過性黒内障 97
一過性脳虚血発作（Transient cerebral ischemia） 43, 97, 136
イヌリン 49
イヌリンクリアランス 49
インスリン 12, 13, 23, 24, 26〜28, 70, 103, 107, 111
インスリン依存型 24
インスリン抵抗性 12, 13, 24, 26, 27, 70, 78, 109, 114, 139
インスリン抵抗性改善薬 27
インスリン非依存型 24
陰性荷電（anionic charge） 54
インドール 57

う
う歯 126
運動器不安定症 14
運動療法 15, 28, 67〜69, 96, 98, 110

え
エコノミークラス症候群 150
エピネフリン添加局所麻酔薬 162
エリスロポエチン 123
エレベーター 156

お
おくすり手帳 152, 167〜169

か
回転作用 156
外来血圧 35
解離性大動脈瘤 148〜150
過換気症候群 149, 150
過呼吸状態 151
片麻痺 98, 160, 164
顎骨骨髄炎 127
家庭血圧 29, 33〜35, 45, 118, 119
下半身肥満 67
仮面高血圧（masked hypertension） 34, 35, 117, 119
空咳 40, 54
間欠性跛行 105
間食 9, 10, 11
感染性心内膜炎 155, 156

き
喫煙 8〜12, 15, 36, 38, 45, 73〜75, 119, 139, 150, 158, 160
（偽）痛風性および結節性（偽）痛風性顎関節炎 145
逆流性食道炎 149, 150
急性冠症候群（acute coronary syndrome：ACS） 134, 148, 149
急性心筋梗塞 148
狭心症（Angina pectoris） 13, 26, 36, 37, 43, 56, 70, 73, 74, 82, 90〜92, 94, 102, 105, 109, 121, 143, 149, 150, 152
共同偏視 98
局所麻酔 43, 117, 121, 122, 153, 156, 163
虚血性心疾患 13, 39, 70, 71, 73, 74, 90, 91, 95, 102, 103, 105, 114, 129, 134, 135, 150, 152〜157
虚血性心疾患の危険因子 75, 149
起立性低血圧 106, 119
禁煙外来 12

く
楔作用 156
くも膜下出血（Subarachinoidal hemorrhage） 43, 97, 98, 159, 161
グルコース 23〜25, 30, 31, 112
クロフィブラート（CPIB系） 75, 76

け
経口吸着炭素製剤 57
経皮的動脈血酸素飽和度（SPO$_2$） 122
血圧 8, 9, 15, 29, 32〜37, 42, 45, 56, 58, 65, 71, 91, 92, 95, 103, 105, 120, 122, 148, 150, 153, 163, 168
血圧の日内変動 117, 121
血清クレアチニン 22, 32, 43, 46, 47, 49, 96, 102

血清シスタチンC　49
血清フェリチン　62
健康(Health)　8, 67, 72, 112
言語障害　97, 98, 105, 159, 160
原発性アルドステロン症　37, 38, 42
原発性脂質異常症　73
原発性痛風　82, 83
原発性肥満　67

こ
誤飲・誤嚥　160
降圧目標　39, 44, 45, 118
口角炎(angular stomatitis)　62
抗凝固薬　15, 16, 18, 59, 98, 99, 102～104, 129～131, 134～138, 143, 161, 162, 167
抗菌療法　114～116, 163
口腔保健　15
高血圧緊急症　120, 122, 163
高血圧症患者　120, 125
高血圧症患者のリスク　121
高血圧性腎硬化症(Hypertensive glomerulosclerosis)　56
高血圧に関連する因子　38
抗血小板薬　15, 16, 18, 47, 54, 56, 57, 64, 98, 99, 102～104, 129～131, 134, 136, 137, 143, 161, 162
抗血栓薬　134, 136, 138, 160, 162
抗血栓療法　15, 129, 134, 135, 143, 155, 156, 161～163
高脂血症(Hyperlipidemia)　11, 26, 66, 73, 158, 159, 161, 163
高電子密度の沈着物(electron dense deposits：EDD)　52
高尿酸血症(Hyperuricemia)　11, 66, 71, 77, 81～85, 102, 107, 142, 143, 145, 146
後発医薬品(ジェネリック医薬品)　167
広汎型慢性歯周炎　114
高リン血症　123
骨シンチグラフィー　127
骨粗鬆症　55, 107, 126

さ
サージカルパック　163
座位移乗　165
サルコペニア　14

し
糸球体濾過量(glomerular filtration：GFR)　22, 32, 46～49, 96
脂質異常症(Dyslipidemia)　11, 26, 33, 54～56, 58, 63, 66, 68, 71, 73～75, 77, 90, 96, 97, 102, 107, 142, 149, 159, 163
歯周基本治療　108, 114～116, 132
歯周疾患処置　114, 115
歯周病　15, 43, 89, 105, 108, 109, 114, 115, 123～125, 139～141, 155

歯周ポケット　115, 116
静かなる殺し屋(サイレントキラー)　36, 37
歯性感染症　60, 127, 144, 150
歯石　124, 143
歯槽硬線指数(lumina dura index：LDI)　127
歯槽骨の吸収　123, 124
歯槽膿瘍　115
至適血圧　34, 36
歯肉増殖症　125
歯肉膿瘍　115
死の恐怖感　92
脂肪肝(Fatty liver)　10, 71, 76～78, 80
脂肪細胞　12, 24, 139
周術期口腔機能管理　153～155
終末糖化物質(advanced glycation endproduct：AGE)　108, 109
粥状動脈硬化　74, 75
受動喫煙　8, 12
主流煙　8
小腸コレステロールトランスポーター阻害薬　74, 76
上半身肥満　67
食事療法　15, 28, 53, 67～69, 74, 85, 96, 98
心筋梗塞(Myocardial infarction)　13, 26, 36, 37, 43, 55, 56, 70, 73, 74, 82, 91～95, 102, 105, 109, 121, 141, 143, 148～150, 152, 158
神経障害性味覚障害　112
心血管病(cardiovascular disease：CVD)　39, 56
浸潤麻酔　153, 156
腎生検　47, 50～53
腎前性急性腎不全　87
心臓神経症　149, 150
心臓内血栓　98
心房細動　129, 135, 136, 161, 163

す
睡眠時無呼吸症候群(sleeping apnea syndrome：SAS)　37, 38, 70, 119
ステロイドの副作用　55

せ
生活習慣　8, 11, 15, 36, 38, 53, 98, 139, 142, 158
生活習慣病(lifestyle-related disease)　8, 11, 12, 14, 15, 66, 103, 107, 158, 161, 163
成人病(adult disease)　11, 158
生理活性蛋白質　139
全身既往歴　152, 157

そ
早期高血圧　119

早朝高血圧　34
早朝高血圧型　45
続発性脂質異常症　73
続発性痛風　82, 83
速崩錠　57

た
対診　120, 153, 155, 157, 159, 160
耐糖能異常　13, 31, 70, 71, 77, 114
唾液分泌機能　126
タンポンガーゼ　163

ち
チャンス血尿／チャンス蛋白尿（chance hematuria/proteinuria）　50
直接経口抗凝固薬（DOAC）　135

つ
痛風　11, 50, 81〜84, 142, 143, 145
痛風結節（tophus）　82, 83, 142, 143, 145, 147
痛風発作　82, 83, 85, 86, 142, 147

て
低亜鉛血症　111〜113
低カルシウム血症　123
低血糖　10, 26〜28, 30, 103
低血糖症状　28, 30, 106
適正体重　9, 10, 45
梃子作用　156
テタニー症状　151
デュピュイトラン拘縮　107
電子おくすり手帳　169

と
糖化アルブミン　25
糖化ヘモグロビン　108
糖鎖異常 IgA1　51
糖尿病　10〜13, 22〜27, 29, 31, 34, 46, 48〜50, 55, 66, 70, 71, 73〜75, 90, 96, 97, 104, 105, 107, 108〜111, 114〜116, 119, 124, 132, 133, 136, 139, 149, 158, 159, 161, 163
糖尿病関連性歯周炎　114, 124
糖尿病性神経障害　26, 46, 50, 106
糖尿病性腎症（Diabetic nephropathy）　26, 38, 46, 49, 50, 102, 106, 112, 124, 129
糖尿病性白内障　107
糖尿病網膜症　26, 50
糖尿病連携手帳　132, 133
特定薬剤　114〜116
トルーソー徴候　151

な
内臓脂肪型　12, 67, 71

内臓脂肪症候群　10, 13, 70
内臓肥満　12

に
2型糖尿病　22, 24, 26, 27, 107, 109, 143
二次性高血圧症　36, 37
二次性肥満　67
二次性副甲状腺機能亢進症　126
二重投薬（過剰投与）　104
24時間自由行動下血圧値（ABPM）　34
尿酸塩結晶　84, 142, 145
尿酸過剰生産型　82, 83
尿酸結石　84
尿酸産生抑制薬　142, 144
尿酸生成抑制薬　81, 86
尿酸排泄促進薬　142, 144, 147
尿酸排泄低下型　82, 83
尿酸排泄薬　86
尿蛋白減少作用（腎保護作用）　54
尿毒症症状　57, 106
尿毒症毒素（uremic toxins）　57
妊娠高血圧症候群　44, 63
認知症　10, 15, 79, 107, 158

ね
ネフローゼ症候群（Nephrotic syndrome）　54, 62〜64, 73

の
脳血管疾患　11, 66, 121, 123, 129, 143, 158
脳血管障害患者　45, 118, 158〜161, 163
脳梗塞（Cerebral infarction）　13, 15, 36, 37, 43, 55, 82, 96〜99, 103, 105, 108, 109, 114, 135, 136, 141, 143, 150, 159, 161, 163
脳出血（Cerebral hemorrhage）　10, 36, 37, 43, 94, 97, 98, 105, 120, 143, 159, 161
脳卒中　32, 36, 43, 56, 97, 98, 105, 107, 136, 143, 158, 159
ノンレム（non-rapid eye movement：Non-REM）睡眠　10

は
配合剤（合剤）　39
肺塞栓　148〜150
バイタルサイン　148, 163
白衣高血圧（white coat hypertension）　33〜35, 117, 119
抜歯　15, 16, 18, 54, 99, 102〜104, 122, 128, 129, 131, 136, 137, 143, 155〜157, 161〜163
抜歯窩　156, 157
パニック障害（心臓神経症）　149〜151

ひ
非アルコール性脂肪肝炎（non-alcoholic steatohepatitis：NASH）　78, 80

皮下脂肪型　12, 67
皮下脂肪肥満　12
非感染性疾患(non-Communicable Diseases：NCDs)　15
非心原性脳梗塞　135
ピックウィック症候群　71
非ビタミンK阻害経口抗凝固薬(NOAC)　161
皮膚粘膜眼症候群(Stevens-Johnson 症候群)　144
肥満(Obesity)　10～12, 23, 24, 29, 32, 38, 45, 53, 56, 65～68, 70, 71, 74, 75, 139～142, 150, 158, 159
非薬物治療指針　53
標準体重　12, 29, 32, 53, 66～68
昼間高血圧　34, 119
ピロリ菌　88
ピロリン酸塩沈着症　143
ピロリン酸カルシウム二水和物結晶(CPPD)　146
貧血　25, 62, 88, 94, 123

ふ
不安定狭心症　91, 92, 134
フェリプレシン含有麻酔薬　122
服薬コンプライアンス(アドヒアランス)　149
副流煙　8
ブドウ糖　23～25, 27, 30, 31, 108, 112
不眠症　10
フラップ　157
プリン体　71, 82, 84, 85
フレイル　14, 72
ブレスローの7つの健康習慣　8, 9
プロブコール　74～76
分食　11

へ
閉鎖創　157
ペーパーバック法　151
ヘパリンブリッジの方法　138
扁摘ステロイドパルス療法　55

ほ
飽食時代　82
歩行介助　164, 165
補体の活性化　52, 53
ボディメカニクス　164
本態性高血圧症　36

ま
麻酔薬の注入速度　153
末期腎不全(end-stage kidney disease：ESKD)　48, 50, 52, 56, 57
慢性腎炎症候群(Chronic nephritic syndrome)　49～51

慢性腎臓病(chronic kidney disease：CKD)　12, 14, 36, 38, 46, 48, 121, 123, 142
慢性腎臓病に伴う骨・ミネラル代謝異常の診療ガイドライン　126
慢性腎不全(Chronic renal failure：CRF)　57, 82, 126

み
味覚障害　111～113, 160
味覚障害時の検査　111
未病　8

む
無酸素運動　9
無症候性梗塞(ラクナ型)　98

め
メサンギウム増殖性糸球体腎炎(mesangial proliferative glomerulonephritis：PGN)　52, 63
メタボ　70
メタボリックシンドローム(Metabolic syndrome：内臓脂肪症候群)　10, 12～14, 66, 70, 78, 141, 142
メトホルミン　22, 26

や
夜間高血圧　34, 119
夜間高血圧症　54
薬剤性肝障害　80
薬剤耐性菌　15
薬剤溶出ステント(drug-eluting stent：DES)　135

ゆ
有益性投与　44
有酸素運動　9, 45

り
立位移乗　165, 166
良性腎硬化症(benign nephrosclerosis)　56

れ
レプチン　139～141
レム(rapid eye movement：REM)睡眠　10

ろ
労作性狭心症　91, 150
老年症候群　14
ロコモティブシンドローム　14, 72

A
ACS　134, 135
alternative pathway　52

B
BMI　66, 67, 69～71

C
CHADS$_2$スコア　135, 136

CKD 12, 14, 36, 38, 45, 46, 48, 49, 53, 56, 57, 60, 61, 70, 118, 123〜125, 129, 142, 143
CKDに伴う骨ミネラル代謝異常（CKD-mineral and bone disorder：CKD-MBD） 123
classical pathway 52

D
DAPT（dual antiplatelet therapy） 135, 136
DES 135
DOAC 135〜138
DPP-4（Dipeptidyl Peptidase-4）阻害薬 27, 28, 30, 103
Dry Weight 130, 131
dual energy x-ray absorptiometry（DEXA） 127

E
eGFR 22, 29, 32, 46, 47, 49, 53, 54, 61, 96

G
GFR 48〜50, 96
GLP-1（glucagon-like peptite-1） 28, 103

H
HbA1c 22, 24, 25, 28, 46, 96, 103, 104, 108〜111, 114, 132, 139

Helicobacter pylori（*H.pylori*） 88
HMG-CoA還元酵素阻害薬 74, 76

I
IgA腎症（IgA nephropathy） 47, 49, 51〜55, 63

L
lectin pathway 52

M
malnutrition, inflammation and atherosclerosis（MIA）症候群 123
microdensitometry（MD法） 127

N
NOAC 137, 161, 162, 167
NSAIDsの大量・短期衝撃療法 85

P
PGN 52, 63

S
SGLT-2阻害薬 27, 30
SSI（Surgical Site Infection） 156

T
TNF-α 108, 109, 139, 140

おわりに

　生活習慣病は、生活習慣の乱れから成人のみならず、小児にもみられる疾患の総称です。過食・飽食の時代が長く続いていることで、メタボリックシンドロームが注目されています。メタボリックシンドロームの診断には、肥満（ウエストサイズ増加）に高血圧、脂質異常、高血糖が関与しています。

　その一方で、超高齢社会（総人口のうち、65歳以上の高齢者が21％を超えた社会）のわが国では、メタボリックシンドロームとは逆の現象、つまり異常な「やせ」や「栄養障害（サルコペニア、フレイル）」も問題になっています。これらの改善には、適切な食事療法と運動療法が大切ですが、高齢者では現在の歯数や歯周病、咬合状態、口腔清掃状態、咀嚼・嚥下などと生命予後との関連が報告されています。

　このような社会状況のなかで健康を守るには、多職種によるチーム医療が重要であり、とくに医科と歯科の連携がたいへん重要であると考えています。

　今回、内科医が歯科医に伝えたい生活習慣病に関することについて、簡潔にまとめることができました。日常の歯科診療に活用していただければ、このうえない喜びです。やや難解な記載もあろうかと思いますので、皆様のご意見をお待ちしています。

　ご多忙のなか執筆にご協力いただきました医師・歯科医師・薬剤師の皆様に、厚く御礼申し上げます。刊行にあたり諸事お世話になりました歯科医師の中野一博氏ならびにデンタルダイヤモンド社の皆様に深謝いたします。

2018年　初春
執筆者を代表して
富野康日己

監著者プロフィール

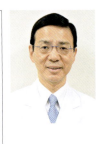

富野康日己（とみの やすひこ）

1994～2015年　順天堂大学医学部腎臓内科学講座 教授
2004～2006年　順天堂大学医学部附属順天堂医院 副院長
2006～2011年　順天堂大学 医学部長、順天堂大学 理事、順天堂大学 評議員
2008～2011年　順天堂大学大学院 医学研究科長
2015年～　　　医療法人社団松和会 常務理事・アジア太平洋腎研究推進室長
順天堂大学名誉教授
東海大学客員教授
東都医療大学客員教授　他

現在に至る

平成3年度 順天堂大学医学部同窓会学術奨励賞 受賞
平成7年度 腎研究会優秀研究賞 受賞
平成19年度 日本腎臓財団学術賞 受賞
2014年 香港腎臓学会 Richard Yu Endowment Found Award 受賞
2016年 台湾腎臓学会 Honorary International Member of the Taiwan Society of Nephrology　他

【所属学会等】
アジア・太平洋腎臓学会議 前理事長
アジア腎カンファランス 顧問
国際IgA腎症シンポジウム 前理事
一般財団法人サンスター財団 理事　他

歯科医が押さえておきたい生活習慣病Q&A78

発行日	2018年4月1日　第1版第1刷
監　著	富野康日己
発行人	濵野 優
発行所	株式会社デンタルダイヤモンド社
	〒113-0033 東京都文京区本郷3-2-15 新興ビル
	電話＝03-6801-5810（代）
	https://www.dental-diamond.co.jp/
	振替口座＝00160-3-10768
印刷所	能登印刷株式会社

Ⓒ Yasuhiko TOMINO, 2018
落丁、乱丁本はお取り替えいたします

●本書の複製権・翻訳権・上映権・譲渡権・公衆送信権（送信可能化権を含む）は㈱デンタルダイヤモンド社が保有します。
● [JCOPY]〈(社)出版者著作権管理機構 委託出版物〉
本書の無断複写は著作権法上での例外を除き禁じられています。複写される場合は、そのつど事前に(社)出版者著作権管理機構（TEL:03-3513-6969、FAX:03-3513-6979、e-mail:info@jcopy.or.jp）の許諾を得てください。